UDO RENZENBRINK

DIÄT BEI ALLERGIE

Grundlegendes
Praktische Erfahrungen
Kochrezepte

Beiträge aus anthroposophischer Sicht

Hrsg. Arbeitskreis für Ernährungsforschung e. V.
Bad Liebenzell – Unterlengenhardt

Hermetika Verlag, Kinsau

ISBN 3-925051-08-2

Arbeitskreis für Ernährungsforschung e. V.
D-7263 Bad Liebenzell

1. Auflage 1987

Druck: Druckerei Schwerdtner GmbH, Stuttgart
Reinsburgstraße 180, 7000 Stuttgart 1

INHALT

Seite

Seite

EIN WORT ZUM ANFANG

Es wird in letzter Zeit viel über Allergie geschrieben. Der Buchhandel bietet zahlreiche Schriften an, und auch in der Tagespresse tauchen immer wieder Berichte auf von Fachtagungen und sensationellen Krankheitsfällen. Wozu dann noch ein weiterer Beitrag zum Thema? Was kann er Neues bringen?

Die vorliegenden Ausführungen gründen sich auf Erkenntnisse der Anthroposophie Rudolf Steiners. Diese moderne Geisteswissenschaft hat auf vielen Gebieten unseres kulturellen Lebens befruchtend gewirkt und die Grenzen erweitert, die von der Schulwissenschaft gezogen wurden. Der Name Anthroposophie sagt aus: In der Mitte steht das Bild vom Menschen, dem „Anthropos" (griechisch: der Mensch). Wie ist er zu begreifen in seinem Zusammenhang von Leib, Seele und Geist? Wie ist seine irdische und kosmische Umwelt aus geistiger Sicht beschaffen? Wie reagiert er auf die verschiedenen Reizwirkungen von außen?

Auf diese Fragen können durch anthroposophische Betrachtungsweise Antworten gefunden werden. Mit ihrer Hilfe ist es möglich, auch die weit verbreiteten allergischen Störungen in ihren Grundlagen zu erkennen und Heilungswege zu finden, die nicht nur Symptome bessern, sondern Gesundung von der Basis her einleiten.

Um den Lesern, welche die anthroposophischen Grundbegriffe nicht kennen, das Verständnis zu erleichtern, werden hier einige menschenkundliche Begriffe aus anthroposophischer Sicht kurz erläutert. Mit ihrer Hilfe sind die allergischen Erscheinungen besser zu durchschauen.

Das Wesen des Menschen läßt sich vierfach gliedern. Wir unterscheiden den physischen Leib, der sich aus denselben Stoffen und Kräften zusammensetzt wie die umgebende stoffliche Welt. Wir rechnen zu ihm, was substantiell ist, das heißt, was sich mit den Sinnen erfassen läßt. Die menschliche Leiblichkeit ist jedoch in Form und Funktion nur zu verstehen als Träger oder besser gesagt, als Instrument für Geist und Seele des Menschen. Alles am Menschen ist darauf hinorientiert, daß sich das Seelisch-Geistige durch ihn verwirklichen kann. Die aufrechte Haltung, das Individuelle von Gang und Bewegung, die Sprache, der Blick, sowie Denken, Fühlen und Wollen sind Ausdruck einer sich immer neu im Leib realisierenden und entwickelnden Individualität.

Der physische Leib wird von den Kräften des Lebendigen erhalten; er ist vom Leben durchdrungen. Diese Kräfte des Lebens bilden und formen die Stofflichkeit, sie unterhalten Wachstum und Fortpflanzung, Bewegung der Säfte, Ernährung, Ausscheidung und alles, was mit dem Leben zusammenhängt. Dabei können wir von miteinander verbundenen, differenzierten Bildungen und Funktionen sprechen als Träger der Bildekräfte, die Rudolf Steiner Äther- oder Lebensleib nannte. Das Wort Äther ist aus dem Griechischen entlehnt und bedeutet: das Feine, Überstoffliche. Der Ätherleib erhält das Leben im Menschen, im Tier und in der Pflanze.

Wie das Lebendige durch den Ätherleib in die Stoffeswelt eingreift, so schafft sich auch das Seelische im Menschen ein übersinnliches Wesensglied, das die Bildung des Organismus mitbestimmt, den Astralleib. Durch ihn kann sich der Mensch in Gefühlen erleben. Wie der Mensch seinen Ätherleib mit der Tier- und Pflanzenwelt, so hat er seinen Astralleib mit der Tierwelt gemeinsam. Er greift nicht unmittelbar in das Feste und Flüssige ein wie der Ätherleib. Durch das luftförmige Element wirkt er in die Atmung, und damit auch bis in die Zellatmung hinein. Der Astralleib impulsiert die Bewegungen; durch ihn verwirklicht sich Willensmäßiges. Das wird deutlich, wenn wir Pflanze und Tier miteinander vergleichen. Der astralische Leib durchdringt vorwiegend jene Organe, die der Bewegung dienen, wie die Muskulatur, insbesondere die sogenannte glatte Muskulatur, die der unwillkürlichen Bewegung dient: Herz, Zwerchfell, Magen und Darm, Blase und Gefäße der Niere sowie der Absonderungen z.B. in der Haut. Funktioniert er unrichtig, kommt es zu Sekretionsstörungen, Verkrampfungen oder Rhythmusschwankungen. Hier spielen oft seelische Ursachen mit hinein.

Allergische Reaktionen sind Ausdruck von Fehlsteuerungen im Astralleib. Sie drücken sich aus in Spasmen oder Sekretionsstörungen, besonders im Atembereich, in der Haut und in den Organbereichen, die vom vegetativen Nervensystem versorgt werden wie Herz-Kreislauf, Magen-Darm und Nieren.

Alle Bildungen und Funktionen im menschlichen Organismus sind vom Ich durchdrungen, zusammengefaßt und geordnet. Gestalt, aufrechte Haltung, der Gang, die Bewegungen, Sprache, Denkungsart, das Antlitz, der Blick der Augen – das alles ist Ausdruck der menschlichen Persönlichkeit. Rudolf Steiner spricht von einer Ich-Organisation, welche die organischen Strukturen und alle Funktionsabläufe zum Menschlichen hin orientiert.

Wie beim Astralleib die Luft, so ist es beim Ich die Wärme, durch die sich das Geistig-Seelische mit dem Organismus verbindet. Damit können wir eine Antwort gewinnen auf die so bedeutsame Frage: Wie ist das Miteinander von Geist und Stoff zu denken, wie ist eine Brücke zwischen beiden zu finden?

Die Wärme durchdringt den menschlichen Leib. Sie hat die Eigenschaft, sich mit der Organwelt in einem besonderen „Wärme-Organismus" zu verbinden und dabei spezielle Wärmetönungen zu erhalten und zu differenzieren. Träger der Wärme ist das rote Blut.

Zum anderen erscheint uns die Wärme auch als eine geistig-seelische Qualität. Im Blut oder Stoffwechsel können wir sie noch messen, im geistig-seelischen Bereich entzieht sie sich jeglichem physikalischen Zugriff. Dort erleben wir sie als Herzenswärme oder geistiges Feuer.

Diese beiden Bereiche der Wärmequalität sind nicht voneinander geschieden; es gibt nur fließende Übergänge. Das können wir ständig erleben: Wie erwärmt es uns, wenn Menschen liebevoll miteinander umgehen, wie kalt und erstarrt fühlen wir uns bei Furcht und Schrecken.

In diesem Sinne verstehen wir es, wenn Rudolf Steiner aus seiner geisteswissenschaftlichen Schau mitteilt, daß sich das menschliche Ich im Blut durch das Element der Wärme mit dem Leibesorganismus verbindet. Und wir verstehen auch: Dem Teufel mußte Faust seinen Pakt mit Blut unterschreiben, denn er übergab ihm sein Ich.

Bei der Allergie finden wir ein gestörtes Verhältnis; es entgleiten bestimmte Funktionen des Astralleibes der Herrschaft und dem Ordnungsprinzip der Ich-Organisation.

I. VOM WESEN DER ALLERGIE

Die Zahl der Menschen, die unter allergisch bedingten Krankheiten leiden, hat in den letzten Jahrzehnten auffällig zugenommen. Man schätzt, daß jeder vierte Deutsche allergische Symptome aufweist. Allein die Zahl der Heuschnupfen-Leidenden hat sich in 50 Jahren verzehnfacht.

Die Hauptursache liegt neben psychischen Belastungen in der Umweltkrise. Die Verschmutzung der Luft und der Gewässer, die Lärmkulisse, die radioaktive Verseuchung, der vielfältige Einsatz von chemischen, zum Teil toxischen Mitteln in der Landwirtschaft, in vielen Berufen, in Haushalt, Wohnräumen, Gärten, in Kosmetikartikeln und als Medikament rufen vielfältige Abwehrreaktionen im menschlichen Organismus hervor. Der Mensch muß sich wehren gegen etwas, das es früher nicht gab. Ungefähr 20000 Stoffe werden verdächtigt, Reizwirkungen auszulösen; vielfach handelt es sich dabei um Summationseffekte.

Eine bedeutende Rolle spielt bei der Allergie die Ernährung. Auch die Nahrung wird in unserem Industriezeitalter mit Fremdstoffen durchsetzt, schon die Anbauweise mit Kunstdünger und Bioziden – darunter die sogenannten Schädlingsbekämpfungsmittel – führt zur Denaturierung der Produkte. Dabei wird der menschliche Organismus in seiner Abwehrkraft gegen Schädigungen geschwächt durch die mangelhaften Lebenskräfte in der Nahrung, so daß Fremdstoffe und Toxine umso stärker kränkend wirken können. Einige Beispiele für die Verwendung von Zusätzen, die in der Lebensmittelindustrie gebräuchlich sind und Allergien auslösen können: Konservierungsstoffe, Antioxidantien, Geschmacksverstärker, Farbstoffe, Aromastoffe, Bindemittel wie Verdickungs- und Gelierstoffe, Stabilisatoren – z. B. Phosphate –, Emulgatoren, Säurungsmittel, Backhilfsmittel.

Auf die Problematik dieser Zusatzstoffe wird an späterer Stelle eingegangen.

Die Neigung, auf Umwelteinflüsse allergisch zu reagieren, ist oftmals erblich bedingt, so daß die Sensibilität gegenüber der

Umwelt familiär gehäuft auftritt. In derartigen Fällen sollte man von vornherein behutsam mit Reizstoffen umgehen.

Was ist zu tun? – Die vorliegende Schrift möchte gültige Antworten auf diese Frage vermitteln. Zum vertieften Verständnis wird eine grundlegende Schilderung des vielschichtigen Krankheitsbildes vorangestellt.

1. Was besagt der Name Allergie?

Der Name Allergie wurde von dem Wiener Kinderarzt Pirquet geprägt für eine erhöhte Reizbarkeit gegenüber Umwelteinflüssen. Das Wort kommt aus dem Griechischen und ist zusammengesetzt aus den Stämmen: allos – anders, und ergon = Tätigkeit. Allergie heißt also: andersartige oder anormale Reaktionsweise. Demgemäß wäre der Begriff nicht zu beschränken auf die Überempfindlichkeit, sondern er schließt auch das Gegenteil mit ein, die zu schwache Reaktionsweise. Und gerade dieses Letztere ist zu beachten. Denn auch weitverbreitete Zivilisationskrankheiten wie Krebs und Arteriosklerose sind durch eine zu schwache Widerstandsfähigkeit gegenüber Fremdeinwirkungen verursacht. Oft ging eine Überempfindlichkeit voraus, die zu massiv z. B. mit Cortison oder, bei Fieber, mit einem Antibiotikum behandelt wurde, worauf sie in die Gegenphase umschlug. Dann hat man jedoch nur ein Übel gegen ein Schlimmeres eingetauscht.

Allergie (andersartige Reaktionsweise)
- Hyperergie (zu starke Reaktionsweise)
- Anergie (reduzierte Reaktionsweise – Immunsystem zu schwach)

Im Folgenden wird die Allergie nur im Sinne der heute gebräuchlichen Anschauung als überschießende Reaktionsweise gesehen.

2. Wie zeigt sich eine Allergie?

Je nach Veranlagung zeigen sich allergische Symptome in verschiedenen Bereichen. Oftmals ist die Haut befallen mit entzündlichen Erscheinungen (Dermatitis), mit Ekzem, Nesselfieber oder Hautjucken. Auch die Schleimhäute reagieren vielfältig mit Katarrh der Luftwege, mit Heuschnupfen und Bronchitis, oder auch im Magen-Darm-Kanal mit Entzündungen, die sich bei der Zöliakie zu schweren Zerstörungen der Schleimhaut steigern können. Auch Krankheitserscheinungen mit Störungen des Darmmilieus, Blähungen und Stuhlanomalien entstehen vielfach auf dieser Basis. Ferner können Krampfzustände, etwa im Bronchialbereich – wie Asthma – oder im Bauchraum durch eine allergische Reaktion auf ein Nahrungsmittel verursacht sein.

Zum Bild der Allergie gehören auch psychische Reaktionen, die in letzter Zeit erheblich zunehmen. So spricht man bei Kindern vom „hyperkinetischen Syndrom" mit motorischer Unruhe, mangelhafter Konzentrationsfähigkeit und Frustration. In vielen Fällen liegt dieser Verhaltungsstörung eine Überempfindlichkeit gegen Nahrungsphosphate zugrunde.

Ähnliche Krankheitsbilder wurden in den USA beschrieben. Dort hat sich eine Vereinigung von Psychiatern gebildet, welche die Ursache von Depressionen, bestimmten Geisteskrankheiten und Verhaltensstörungen häufig in der Belastung durch Umweltchemikalien und Fehlernährung erkennen.[1])

3. Die schützenden Grenzbereiche des Organismus

Bei der Allergie drückt sich in krankhafter Weise aus, was im Grunde auf einer sinnvollen Aktivität beruht, nämlich der Fähigkeit des menschlichen Organismus, sich vor Fremdeinflüssen jeglicher Art zu schützen. Der Organismus des Menschen ist ein in sich geschlossener Funktionszusammenhang. Er bildet eine eigene Welt, einen Mikrokosmos im Makrokosmos, und gegenüber allen Einflüssen der Umwelt ist er stets bestrebt, seine Eigenheit zu bewahren. Dieses Anliegen ist ein Ausdruck des individuellen Menschenwesens, des menschlichen Ich, das sich als ein geistiger Kern, in sich geschlossen, im leiblichen Organismus erlebt.

Dabei ist der Zusammenklang zwischen Leib, Seele und Geist konkret zu begreifen, und in allen leiblichen Vorgängen ein Ausdruck der Wirksamkeit des individuellen Ich zu sehen. Die einzelnen Funktionen werden von der Ichkraft zusammengefaßt und geordnet. Das ist nur aufrecht zu erhalten durch eine Begrenzung und Abschirmung nach außen.

Zum Bereich dieser Begrenzung gehören die Haut, die Schleimhäute der Atmungs- und Verdauungsorgane und die Sinne. Durch die Haut ist eine Hülle geschaffen, die einerseits einen Schutz bietet, zum anderen aber durch ihre Sensibilität fähig ist, zwischen Außen und Innen zu vermitteln und auf die verschiedensten Reize zu reagieren. Das wird ermöglicht durch ihren Reichtum an feinsten Nervenendigungen. Rudolf Steiner hat darüber hinaus auf Grund geisteswissenschaftlicher Forschung eine Substanz genannt, die sowohl abschirmt als auch Empfindsamkeit vermittelt. Es ist die Kieselsäure. Sie bildet, in feinster Menge in der Haut verteilt, gleichsam einen Kieselsäuremantel. In den Sinnesorganen und in den Schleimhäuten spielt sich gleichfalls eine Kieselsäuredynamik ab. Auch die inneren Organe sind von einem „Kieselsäuremantel" umhüllt.

Der Kiesel findet sich hier jedoch nur in feinster Verdünnung, ähnlich wie sie die Homöopathie kennt. Aber gerade dadurch können subtile Prozesse unterhalten werden, die nach außen eine Grenze schaffen, also äußere Wirkungen abhalten, gleichzeitig aber auch eine Sinnestätigkeit ausüben und in das Innere des Organismus weiterleiten. An den Sinnesprozessen nehmen auch Leber, Milz und Niere teil, die weit unter der Schwelle des Bewußtseins ihre Tätigkeit entfalten. Diese Funktionszusammenhänge und Gestaltungsprozesse werden vom Ich des Menschen gelenkt im Sinne einer ganzheitlichen Ordnung. Dabei sprechen wir von einem den ganzen Körper durchwirkenden „Kieselsäureorganismus", der die physische Grundlage bildet für das Eingreifen des Ich im Sinne einer „Ich-Organisation".

Da es sich hier um ein geisteswissenschaftliches Forschungsergebnis handelt, das nicht ganz leicht zu verstehen ist, sollen ergänzend die Aussagen Rudolf Steiners im Wortlaut wiedergegeben werden: „Es ist der ganze menschliche Organismus von sich gegenseitig beeinflussender Wahrnehmungen durchzogen und muß es sein, damit alles in ihm gesund zusammenwirkt. – Alles das aber beruht auf der richtigen Verteilung der Kieselsäurewirkungen. Man kann geradezu von einem dem Gesamtorganismus eingegliederten speziellen Kieselsäureorganismus sprechen, auf dem die der gesunden Lebenstätigkeit zugrunde liegende gegenseitige Empfindlichkeit der Organe und deren richtiges Verhältnis nach innen zu der Seelen- und Geistentfaltung und nach außen für den richtigen Abschluß der Naturwirkungen beruht. – Dieser Spezial-Organismus wird nur richtig wirken, wenn die Kieselsäure in einer solchen Menge im Organismus vorhanden ist, daß der Ich-Organismus sie in voller Weise ausnutzen kann."[2])

Im Grenzbereich ist ein ständiger Austausch mit der Umwelt nötig. Der Organismus muß von außen angeregt und aktiviert werden für seine eigene Tätigkeit. Das geschieht durch die Sinne, die Atmung, die Haut und vor allem durch die Nahrungsaufnahme. Doch es ist nötig, daß alles, was auf diesen Wegen in das Innere des Organismus gelangen soll, im Grenzbereich gesichtet und geprüft wird. Dann muß ihm jegliche Fremdnatur genommen, das heißt aber: es muß gänzlich verwandelt werden.

4. Registrierung und Verwandlung des Fremden in der Nahrung

Die erste Tätigkeit, die Registrierung des Fremden, geschieht im Nerven-Sinnesbereich. Dort wird die Außenwelt wahrgenommen. Als Antwort setzt in der Abwehr und Überwindung des Fremden ein Stoffwechselprozeß ein. Stoffwechsel bedeutet ja stets Stoffverwandlung, Auflösung, gegebenenfalls Ausscheidung. Der Wahrnehmung zu Beginn folgt mit dem Stoffwechsel ein Willensakt, der zwar unter der Schwelle des Bewußtseins verläuft, indessen auch eine Form der Ich-Tätigkeit darstellt.

Die Aktivierung des Stoffwechsels ist an die Wahrnehmung der Nahrung geknüpft. Dabei sind die Organe gleichsam schmeckend im Unterbewußtsein tätig; was den Organen schmeckt, wird gut verdaut. Schmeckt es ihnen nicht, können allergische Reaktionen die Folge sein. Das bewußte Schmecken im Munde löst somit alles weitere „Schmecken" aus.

Es gehört zu den Grundbegriffen einer anthroposophisch orientierten Menschenkunde, die Verwandlung der Nahrungssubstanz bis in alle Konsequenzen zu begreifen.[3]) Das heißt: einzusehen, wie jede Substanz, die in das Innere des Organismus gelangt, bis in alle ihre Strukturen vernichtet werden muß. Nur dann ist es möglich, daß individuell geprägte, körpereigene Substanz neu ersteht, gewissermaßen aus einer Urform heraus. Der Mensch könnte sich nicht als individuelles Geistwesen im Leibe entfalten, wenn dieser Leib nicht in immer erneuten Schöpfungsakten von der Eigenart des Ich geprägt würde.

Die Grenzfunktion, welche darin besteht, die Substanzen, die von außen ins Innere des Organismus hereinkommen, aufzunehmen und zu verwandeln, ist auf alles eingestellt, was der umgebenden Natur entstammt. Das bedeutet: Die Verdauungskraft des Menschen ist auf die von der Natur vorgegebenen Substanzen eingerichtet. Nun gibt es heutzutage aber in der Außenwelt zahlreiche Stoffe, die ihre Existenz nicht der Natur, sondern dem menschlichen Verstande verdanken und in der Natur gar nicht vorkommen. Das sind die synthetischen Stoffe, aber auch radioaktive Isotope. Sie kann der Organismus nicht verdauen. So können sie ihre Fremdnatur ins Innere des Menschen hineinzwängen und dadurch seine Integrität verletzen. Viele dieser Stoffe kann der Körper nie mehr ausscheiden. Sie können die Ursache mannigfacher Störungen sein, insbesondere der Allergie. Diese zahlreichen fremden Stoffe, vor allem auch in der Nahrung, führen immer stärker zu einer Unverträglichkeit bestimmter Speisen und machen die Menschen krank.

So sind die Grenzen des Leibes, die vom Ich nach innen und nach außen gezogen und gleichsam „bewacht" werden, nicht als geschlossene Mauern zu denken, sondern als Tore und Begegnungsorte, wo ein Austausch stattfindet mit Ausscheidung und Aufnahme, Abbau und Aufbau.

Um es noch einmal zusammenzufassen: Bei den Sinnesprozessen ist das Ich des Menschen tätig, wenn auch die Wahrnehmung davon nicht immer ins wache Tagesbewußtsein gehoben wird. Als Antwort setzt ein Prozeß aus der Willenssphäre ein mit Aufnahme und Verwandlung. Das von außen kommende Fremde, das Hereingedrungene oder Hereingebetene muß, wie gesagt, verwandelt oder verdaut werden, um sich in den individuell vom Ich des Menschen geprägten Organismus einfügen zu können. Beim Gesunden verlaufen diese Funktionen im Rahmen der ganzheitlichen Ordnung. Das Ich fügt die Einzeltätigkeiten sinnvoll in die Ganzheit des Organismus ein.

Bei der Allergie ist jedoch die Reaktion aus dem Stoffwechselbereich überschießend, die Abwehr des Fremden geht über das normale Maß hinaus, ist maßlos überzogen und dazu am falschen Ort etabliert. Harmlose Eindringlinge werden zum Feind erklärt. Als klassisches Beispiel kann der Heuschnupfen gelten. Die Ursache dieser allergischen Wirkung liegt im Menschen selbst. Der an Heuschnupfen Leidende nimmt unbewußt die Blütenprozesse in übersteigertem Maße wahr. Während der Gesunde die Pollen fast unmerklich in der Nasenschleimhaut festhält und sie dort auflöst bzw. mit fremden Bestandteilen der Luft wie Staub etc. sammelt, um sie dann, wenn das Maß voll ist, mit dem Sekret auszuschneuzen, reagiert der Allergiker auf die Begegnung mit den Pollen maßlos übertrieben, ja geradezu aggressiv.

Was für den Heuschnupfen charakteristisch ist, gilt auch allgemein für allergische Krankheiten. Stets erfolgt zunächst ein Eindruck in der Nerven-Sinnessphäre, es wird etwas wahrgenommen, dann folgt die Antwort in Form einer Reaktion aus dem Stoffwechselbereich.

Die Orte, an denen sich die Dramen abspielen, wechseln je nach dem Krankheitsbild. Vielfältig sind betroffen der Magen-Darmbereich, Haut und Schleimhäute, Herz-Kreislauf und die Atemwege.

5. Die Rolle des Lymphsystems bei der Allergie

Bei der Betrachtung der Grenzbereiche als Schutz wurde hingewiesen auf die Kieselsäureprozesse in der Haut, den Sinnen und in den Verdauungsorganen. Sie dienen Wahrnehmungsfunktionen des Nerven-Sinnessystems, wie z.B. dem Riechen und

Schmecken. Auch die großen Verdauungsorgane wie Leber und Bauchspeicheldrüse wirken hier mit. Die Wahrnehmung löst reflektorisch die Sekretion der Verdauungssäfte aus im Bereich von Mundhöhle, Magen und Dünndarm. Bis dahin setzt sich der Organismus mit der Nahrung als einem äußeren Element auseinander. Dann folgt ein innerer Stoffwechsel, der zum Aufbau körpereigener Substanz führt.

Neben diesem Strom, der zum Eigenaufbau von Körpersubstanz führt, gibt es noch ein anderes Organsystem, das alles Fremde im Organismus aufspürt, dessen Struktur völlig vernichtet und zur Ausscheidung bringt. Es ist das Lymphsystem, das mit den Stoffwechselorganen und dem Blut eine Einheit bildet. Das Lymphsystem durchdringt mit seinen Zellen und Säften den Blutstrom, verläßt ihn jedoch immer wieder, um seine Funktionen in Organen und Geweben auszuüben.

Die Zellen des Lymphsystems heißen Lymphozyten. Sie vermögen alles Fremde zu erkennen, das die reguläre Verdauung passieren konnte oder sich durch Haut und Schleimhäute der Atemwege in den Organismus eingeschlichen hat. Gegen die Fremdstoffe entwickeln sie eine spezifische Abwehr, indem sie sogenannte Antikörper bilden, die immer nur zu einem ganz bestimmten Fremdstoff passen, den man Antigen nennt. Die Lymphozyten sind jeweils auf eine bestimmte Art von Fremdstoff spezialisiert. Ja, es gibt besondere Lymphozyten, die Gedächtniszellen heißen. Sie erinnern die Erstbegegnung immer dann, wenn ihnen erneut auf ihrer Wanderschaft die Struktur des bestimmten Antigens begegnet. Andere Zellen heißen „zytotoxische" Lymphozyten, weil sie Giftstoffe entwickeln, welche die Fremdzellen zerstören. So sind die Lymphozyten wahrnehmend, gedächtnisbildend und abwehrend tätig. Die Gedächtniszellen und zytotoxischen Zellen gehören zu den sogenannten T-Lymphozyten, die aus der Thymusdrüse stammen. Eine andere Population der Lymphozyten wird B-Zellen genannt. Sie entwickeln kein Gegengift, sondern sogenannte Antikörper, die sich durch Eiweißgehalt auszeichnen, mit den Fremdantigenen eine Reaktion eingehen und das Antigen dabei entgiften.

Beide Zellarten, die T- und die B-Lymphozyten, verteilen sich vor allem in der Milz und den Lymphknoten. Von da aus durchstreifen sie unermüdlich das Blut und die lymphatischen Gewebe, um Antigene aufzuspüren und unschädlich zu machen. In dieser Eigenschaft sind sie Träger der sogenannten Immunität.

Die Allergie ist als Reaktion immunologischer Art anzusehen.[4]) Dabei handelt es sich um eine überschießende Tätigkeit, die aus einer Sensibilisierung hervorgeht. Zunächst bleibt sie verborgen, bis sie oft schlagartig erscheint und sich in verschiedenster Weise an verschiedensten Orten kundtut.

Die Regsamkeit der Lymphozyten sowie das Strömen von Blut, Lymphe und Gewebssäften wird gehalten und dirigiert von übergeordneten Kraftsystemen. Die verschiedenen Arten der Zellen muten uns wie selbständige, mit Intelligenz begabte Wesen an – man denke nur an den Namen „Gedächtniszellen". Doch sie sind nur Instrument und physische Organe der höheren geistig-seelischen Wesensglieder des Menschen, die sich dieser feinen Stofflichkeit bedienen, um ganzheitlich gesteuerte Funktionen auszuüben.

Immunologische Prozesse bestimmen auch den Verlauf von Infektionskrankheiten. Hierbei können Bakterien durch ihre starke Fremdgewalt dem Menschen akut gefährlich werden. Um sie abzuwehren, aktiviert der Organismus sein Immunsystem, das sich des Lymphsystems bedient. Man versucht, durch Impfungen gegen bestimmte Infektionskrankheiten Immunität zu erreichen. Dadurch kann aber auch eine erhöhte Sensibilität des Organismus gegen Umweltreize veranlagt werden.

Heute mehren sich in bedrohlicher Weise die Fälle, in denen das Immunsystem versagt und das Fremde zerstörend in den Organismus einbricht. Man denke nur an die Krankheit Aids, deren Auftreten so sehr beunruhigt.

Schwache Reaktionsfähigkeit, Starre gegenüber äußeren Einflüssen und verminderte Eigenaktivität sind auch zu beklagen bei der Sklerose und beim Krebs. Hier bestimmen Fremdeinwirkungen die Funktion der Zellen und entziehen sie den ganzheitlichen Ordnungskräften; chaotisches Wachstum ist die Folge.[5])

6. Leber, Milz und Nieren bei der allergischen Reaktionsweise

Fehlgesteuerte Funktionen von Leber, Milz und Nieren können ebenfalls allergische Reaktionen verursachen.

Die Leber

Die Leber ist das vornehmste Entgiftungsorgan. Damit steht sie in Verbindung mit dem Lymphsystem. Besonders die B-Lymphozyten, die sich durch ihren Eiweißgehalt auszeichnen, fühlen sich zur Leber hingezogen, ist sie doch das zentrale Organ für den Eiweißstoffwechsel.

Durch die Pfortader ist die Leber vorwiegend in den venösen Blutkreislauf eingeschaltet. Sie dient den Stoffwechselprozessen der Ernährung und baut, angeregt durch die Nahrungszufuhr, Leibessubstanz auf. Damit wirkt sie ganz im Bereich des Lebendigen, Ätherischen, und ist weniger von seelischen – astralischen – Einflüssen bestimmt. Ihre Reaktionen sind nicht heftig, sie beteiligt sich daher auch nicht ursächlich an der Allergie, im Gegensatz zu der vom Astralen geprägten Niere, worauf später noch eingegangen wird.

Die Milz

Die Milz spielt eine führende Rolle bei allen Abwehrmaßnahmen gegenüber unerwünschten fremden Eindringlingen. Daher ist sie bei allergischen Reaktionen maßgeblich beteiligt.

Von alters her hatte man es schwer, ihren Funktionszusammenhang zu deuten. Schon Galen nannte sie ein Organ voller Mysterien. Sie ist in den Rhythmus der Verdauungstätigkeit eingeschaltet, besitzt aber keinen Ausführungsgang zum Darm.

Drei Arten von Säften finden sich in der Milz: arterielles Blut, venöses Blut, Lymphe. Ihre Strömungen treten durch eine eigenartige Dynamik in Beziehung zueinander: Der arterielle Blutstrom löst sich nicht wie in anderen Organen in einem Kapillarnetz auf, in dessen Quellgebiet dann der venöse Kreislauf entspringt, sondern die feinen Verzweigungsäste der Arterien sind bereits Endarterien, ohne sich in Kapillaren zu differenzieren. Sie gliedern sich pinselförmig auf und ergießen das Blut frei in die netzförmigen Maschenräume des lymphatischen Gewebes. Vorher erweitern sie sich zu ampullenähnlichen Gebilden. Die feinen Äste der Arterien sind von Lymphscheiden umgeben, die sich zu kugeligen Lymphknötchen erweitern. Das erwähnte Netzorgan, auch rote Pulpa genannt, ist aus zartem „retikulären" Bindegewebe aufgebaut. Es dient als Flutraum für das Blut und kann sich der jeweiligen Zufuhr und Ableitung anpassen. Das Weiterströmen geschieht durch die saugende Tätigkeit der stark erweiterten Venen, die an embryonale Blutinseln erinnern. Sie sind miteinander verbunden, nehmen das Blut aus dem Milz-Lymphnetz auf und entlassen es in die größeren, ausführenden Venen. Die Venen-Bluträume – auch Milzsinus genannt – umhüllen sphärisch die zentral gelegenen Arterien mit ihren zugehörigen Lymphräumen. Ihre Wandungen können sich für den Inhalt dieser Maschenräume öffnen, um ihn aufzunehmen. Venenblut kann aber auch wieder zurückfluten.

Durch die Kontraktion der ganzen Milz, der Kapsel und der aus ihr einstrahlenden muskulären Bindegewebsbündel wird das Venenblut der Milz weitergeleitet, zur Pfortader hin, aber auch zum Magen, zur Speiseröhre und zur Niere. Wir finden hier eine einmalige Situation: Nirgends gibt es sonst im Organismus ein zentrifugal strömendes Venenblut. Das ist sonst den vom Herzen strömenden Arterien vorbehalten. Wir können also von einer Metamorphose der Herzfunktion im Ernährungsstoffwechselbereich sprechen: Die Venosität der Milz umfaßt strömungsdynamisch, mit Leben erfüllend und harmonisierend, alle Ernährungs- und Stoffwechselprozesse.

Was ereignet sich nun bei der Begegnung zwischen dem arteriellen Blut, der Lymphe und dem venösen Blutstrom?

In der roten Pulpa werden mit Hilfe besonderer Zellen funktionsuntüchtige rote Blutkörperchen abgebaut und zerstört. Aus ihren Trümmern wird Eisen frei, das nun im Bindegewebe der Milz abgelagert oder zu Gallenfarbstoff umgewandelt wird. An diese Tätigkeit knüpft sich auch die Funktion der Milz als Blutfilter; alle blutfremden Elemente werden aus dem Blut entfernt und Mikroorganismen durch sogenannte Antikörper unschädlich gemacht. Auch wird das evtl. durch eine Krankheit dem Organismus entfremdete Eiweiß aufgelöst. Diese Abwehr alles Alten, Verbrauchten und Fremden ist daher ihrer Art nach ein Prozeß der Abtötung. Er tritt hier insbesondere bei allen Entzündungen in Aktion, die ja stets im Sinne einer Abwehr gegen ein Äußeres zu verstehen sind. Bei vielen Infektionskrankheiten findet sich eine Schwellung der Milz. In diesem Sinn hat der bekannte Physiologe Rössle die Milz als „organgewordene Entzündung" bezeichnet. Sie ist repräsentativ für den Vorgang der Entzündung schlechthin.

Die Todesprozesse bei der Reinigung des Blutes von überalterten Elementen führen zu der Möglichkeit einer Verjüngung. Hier gilt das Goethewort: Der Tod ist der Kunstgriff der Natur, viel Leben zu haben. Wir sehen, daß sich eine Neugeburt vollzieht, und zwar aus den Kräften der Lymphe heraus. Das „Urprotoplasma" der Lymphe durchmischt und vereint sich mit dem Blutplasma. Nach der Vernichtung von gealtertem Plasmaeiweiß wird in einer Art innerer Verdauung ein neues Element aus Ursprungskräften heraus gebildet und damit das Blut mit frischen Lebenskräften begabt. Das geschieht in dem Intervall zwischen der arteriellen Endströmung im Lymphnetzorgan und der Endströmung im Venensystem. Zur Verjüngung gehört auch die Bildung von weißen Blutkörperchen in der Milz. Die sogenannte weiße Milzpulpa besteht aus bestimmten Elementen, in deren Keimzentren die Blutlymphozyten gebildet werden. Daher nennt man die Milz auch das Grab der roten und die Wiege der weißen Blutkörperchen. Diese dienen der Abwehr alles Artfremden und werden daher bei Entzündungsvorgängen sowie bei Allergie vermehrt gebildet.

Mit der Eigenschaft, ein von außen eindringendes Fremdes aufzunehmen, es abzubauen, durch einen Todesprozeß zu führen und dann eine Neuschöpfung aus den Kräften des Lebendigen einzuleiten, verkörpert die Milz urbildhaft das Wesen der Verdauungsprozesse, die man somit auch als generalisierte Milzfunktion bezeichnen könnte. Was bei den Todes- und Lebensvorgängen in der Milz geschieht, ereignet sich in der gesamten Verdauungstätigkeit. Ehe die Nahrung in den Organismus aufgenommen werden kann, muß sie durch den Zustand einer völligen Vernichtung, das heißt durch einen Todesprozeß gehen. Erst dann kann neues Leben mit neuem Substanzaufbau entstehen. Wie sehr an diesem Verdauungsprozeß auch die Milz beteiligt ist, zeigt sich darin, daß sie nach reichlicher Nahrungszufuhr anschwellen kann.

Bei der Allergie ist der Verdauungsakt, die Abwehr des Fremden, gesteigert.

Die Aufgaben bei der Verdauungsfunktion setzen voraus, daß die Nahrungsmittel vom Organismus in ihrem Lebensgefüge wahrgenommen werden. Die Milz kann die Aufgaben eines Sinnesorgans erfüllen, nur tief unter der Schwelle des Tagesbewußtseins. Hierauf gründet sich auch der Instinkt gegenüber dem Wert eines Nahrungsmittels. Tief im Verborgenen des Organismus kann hier höchste Geistigkeit walten. Das Tier ist noch ganz mit deren Welt verbunden und läßt sich von ihr leiten. Der Mensch dagegen hat den Instinkt der Nahrungsbewertung heute vielfach verloren. Das Chaos der verschiedenen Ernährungsformen wird daher immer größer. Um den Nahrungsinstinkt zu erkraften, gilt es, auf der einen Seite den Lebensmitteln Aufmerksamkeit zuzuwenden und bewußt zu schmecken, zum anderen aber durch vollwertige und rhythmisch aufgenommene Nahrung die Tätigkeit der Milz anzuregen. Der Mensch kann seinen Instinkten nicht mehr blindlings folgen, er muß in Freiheit den Instinkt zum Motiv erheben.

Die Milz ist vielfach mitbeteiligt bei dem weitverbreiteten Krankheitsbild der Allergie. Bei ihr handelt es sich ja auch um die Abwehr eines Fremden, das allerdings in unzweckmäßiger, überschießender Art auftritt. Das Gegenteil, ein zu schwacher Widerstand gegen eine äußere Macht liegt vor beim Karzinom. Hier bricht ein fremdes Kraftpotential zerstörend in den Organismus ein, oftmals in Form von Fremdstoffen in der Nahrung. Wie weit ist auch dabei die Milz beteiligt?

Dem Wachstum der Krebszelle fehlt ein Rhythmus, es vollzieht sich überstürzt, die Substanzen gehen vor der Neubildung nicht über die Schwelle völligen Absterbens. Dadurch treten Kräfte in Aktion, die von der Individualität des Menschen nicht beherrscht werden und chaotisches Wachstum ist die Folge. Es fehlt hier, was uns von der gesunden Milz deutlich demonstriert wird: der Rhythmus von Tod und Leben.

Um die Bedeutung der Milz in rechter Weise würdigen zu können, müssen wir uns klar machen, daß ihre Wirksamkeit sich nicht nur im direkten Umkreis des anatomischen Ortes entfaltet, sondern sich auf den ganzen Stoffwechselbereich erstreckt. Diese Annahme fällt uns leicht, wenn wir bedenken, daß die Milz wie beschrieben eine „Gefäßdrüse" ist, die ein gewisses Zentrum bildet für das strömende Blut im Bauchraum, zum anderen aber auch verbunden ist mit dem Lymphstrom der Bauchhöhle. In diesem Flüssigkeitsstrom drücken sich die Bildekräfte des Lebendigen aus. Die Milz lebt so stark in dieser Dimension des Lebendigen, oder wie Rudolf Steiner sagt des „Ätherleibes", daß nach operativer Entfernung des Organs Milzfunktionen weiterlaufen. Dabei dienen als stoffliche Stütze sogenannte kleine Nebenmilzen, die als Reste bei der embryonalen Bildung übriggeblieben waren.

Die Nieren

Die Nieren spielen eine bedeutende Rolle bei der Allergie. Sie dienen nicht nur der Urinbildung und Absonderung, sie sind noch in andere weitgehende Funktionen des Organismus eingespannt. Insbesondere haben sie eine tiefgreifende Beziehung zum seelischen Bereich. Davon kündet schon der Sprachgebrauch: „Das geht mir an die Nieren", oder ein Wort aus dem 26. Psalm: „Prüfe mich, Herr, und versuche mich, läutere meine Nieren und mein Herz. Denn Du, gerechter Gott, prüfest Herz und Nieren."

Die tiefsten seelischen Regungen des Menschen sind im Unterbewußten verborgen, dort, wo das Seelische tief eintaucht in den organischen Grund. Rudolf Steiner spricht hier vom „Astralleib", der die Körperfunktionen lenkt und im Stoffwechselbereich durch die Nieren wirkt. Er sagt: „Wir haben im Nierensystem dasjenige, was uns von der organischen Grundlage durchsetzt mit Empfindungsfähigkeit und Beseeltheit, was uns also durchsetzt mit einem astralischen Organismus".[6])

Bei den Nieren herrscht – im Gegensatz zur Leber, die durch das Pfortadersystem vorwiegend an den venösen Blutkreislauf angeschlossen ist – der arterielle Zustrom vor; das Gefäßsystem der Nieren ist ganz von den Arterien bestimmt. Die Nierenarterie tritt am Hilus, der „Pforte“, ein und verzweigt sich schon dort in 4–5 Äste, die dann zur Peripherie hin weitere Seitenbahnen aussenden. Es entsteht ein radiär strahlendes Bild der arteriellen Blutgefäße. Pro Minute strömt ein Liter Blut durch die Nieren, das sind in 24 Stunden 1440 Liter.

Durch den arteriellen Zustrom mit dem hohen Sauerstoffgehalt stehen die Nieren in enger Verbindung mit der Atmung und dem Herzen. Darüber hinaus greifen sie in den Flüssigkeitshaushalt des Blutes ein.

Das arterielle Blut führt den Nieren in erster Linie Sauerstoff zu. Neben dem Gehirn und dem Nervensystem hat die Niere von allen Organen den weitaus höchsten Sauerstoffverbrauch. Welche Rolle spielt der Sauerstoff für die Gewebe des menschlichen Organismus? Er dient bei den mit einer Seele begabten Wesen, den Tieren und Menschen, der Einatmung – im Gegensatz zu den Pflanzen, die Kohlenstoff einatmen. Die Einatmung beginnt in den Lungen und erstreckt sich über den arteriellen Kreislauf in die innere Organwelt. Mit dem Einatmungsstrom gliedert sich die Seele in den Leibesorganismus ein. Das lehrten schon die Griechen. Sie nannten die Seele Pneuma und stellten sich vor, daß sie mit dem ersten Atemzug in den Leib einzog, um ihn mit dem letzten Seufzer wieder zu verlassen. Je höher der Sauerstoffbedarf eines Organs ist, desto tiefer greift das Seelische in das Physische und in das Ätherische der Organe ein. Dabei wird lebendige Substanz abgebaut, und es entsteht Empfindung – die allerdings bei den Nieren tief unter der Schwelle des Bewußtseins abläuft.

Sie scheiden nicht nur – wie allgemein bekannt ist – Flüssigkeit aus mit dem Urin, sondern nehmen auch an einer Tätigkeit teil, bei der „Einscheidung“ zu leisten ist. Das drückt sich darin aus, daß von den 170 Litern Flüssigkeit, die die Nierengefäße täglich auspressen, nur 2 Liter zur Ausscheidung im Urin kommen, – die übrigen 168 Liter gelangen wieder zurück in den Blutkreislauf. Dabei werden die aus der Nahrung stammenden Substanzen durch die Nieren geprüft und, soweit brauchbar, in das innere

Wesen des Organismus „eingeschieden". Diese Substanzen wurden zunächst im Darm abgebaut und im Flüssigkeitsorganismus neu belebt. Nun müssen sie in die Sphäre des Empfindungsleibes, des Astralleibes, eingebunden werden.[7]) Das haben die Nieren zu leisten. In diesem Sinne bezeichnete Rudolf Steiner sie als Organe des Astralleibes im Stoffwechsel. Um im physischen Leibe wirksam sein zu können, stützt sich der Astralleib auf diese Verwandlungsprozesse der Materie, in die er tief unter der Schwelle des Bewußtseins eintaucht. Wie bereits beschrieben, ist auch das Seelenleben als Ausdruck des Astralleibes mit diesen Prozessen verbunden.

So leisten die Nieren eine spezifische Art von Wahrnehmung, indem sie bestimmen, welche Substanzen durch den Harn ausgeschieden werden müssen und welche Anteile über die Venen in den Körper weiter eingeleitet werden und dem ätherischen Aufbau der Organe dienen können.

Als Innenorgan für diese Art von Wahrnehmung sind die Nieren in hohem Maße reizbar. Sie reagieren empfindlich auf alles, was ihnen zuströmt und sind dadurch einzugliedern in die zusammenhängenden Tätigkeiten von Leber und Milz.

Durch ihre starke „Astralität" können sie eine allergische Reaktionsweise mitbedingen. Bei der Allergie sollte darum stets auf die Behandlung der Nieren großer Wert gelegt werden.

7. Der psychische Problemkreis

Das beschriebene aggressive Verhalten in funktionellen organischen Abläufen kann auch Ausdruck einer psychischen Problematik sein. Oft ist das nicht auf den ersten Blick zu erkennen, denn der Allergiker tritt uns keineswegs immer als aggressiver Typ gegenüber. Im Gegenteil, häufig wirkt er durchaus sanft. Aber er hat seine Aggression zumeist nur verdrängt, sie tobt sich auf einem anderen Feld aus: im Körper. Konflikte, die man nicht mit einem Kontrahenten austrägt, Emotionen, die man herunterschluckt, anstatt sie nach außen zu entladen und der Umwelt einmal die Meinung zu sagen, werden auf organischem Felde ausgefochten. Dabei treten harmlose Objekte wie Blütenpollen, Katzenhaare, Milcheiweiß, Erdbeeren oder Getreideeiweiß als Gegner auf.

Bisweilen steckt hinter der Allergie auch Lebensangst. Aggression hat ja ihre Ursache fast stets in einer Angst. Da kann vieles mitspielen. Bei Kindern ist es oft das Fehlen einer ihnen gemäßen Umgebung und einer liebevollen Hülle. Daher sollten wir bei der Allergie neben der Ernährungssituation auch die seelische Situation aufmerksam beachten. Man könnte sagte: es gibt eine physische und eine seelische Allergie. Sie gehen oft ineinander über und sind von beiden Seiten her zu behandeln. Allergien wollen uns immer aufwachen lassen zu einer vertieften Selbsterkenntnis. Das körperliche Symptom fordert uns heraus, auf seelischer Ebene Störungsherde abzubauen. Nicht den anderen gilt es zu ändern, sondern sich selbst. Das ist nicht leicht, weil die Sensibilität der Menschen ständig zunimmt, andererseits aber auch ihre Ichbezogenheit.

Der damit angedeutete innere Weg gilt auch für die Behandlung der physischen Erscheinungen von Allergie. Nicht nur das Allergen ist auszuschalten, sondern es muß vor allem die Reaktionsweise der Außenwelt gegenüber geändert werden.

II. DIE ALLERGENE

Beim Auftreten einer Allergie ist man natürlich erst einmal bemüht, herauszufinden, welche Substanzen in Nahrungsmitteln, in der Einatmungsluft oder bei Hautkontakten die Reaktionen auslösen. Man nennt diese Stoffe Allergene. Wohlverstanden: die Allergene sind nicht immer die eigentliche Ursache der Krankheit; sie liegt in der Reaktionsweise des Organismus. Dennoch müssen wir bemüht sein, das Allergen zu entdecken und es, wenn möglich, auszuschalten. Das ist bisweilen nicht schwer, wie z. B. bei der Milchallergie. In vielen Fällen jedoch gerät eine Vielzahl von Stoffen in Verdacht, die weithin verstreut sind und nicht immer ausfindig und unschädlich gemacht werden können.

In dieser Situation sind die bisher beschriebenen Maßnahmen, Stärkung der peripheren Hüllen mit dem Kieselorganismus und Normalisierung der Abwehrreaktion, von vorrangiger Bedeutung. Andererseits ist zur Behandlung einer Allergie der Problemkreis der Allergene gleichfalls überaus wichtig.

1. Chemische Stoffe in der Nahrung

Die chemischen Stoffe, die in verschiedenster Weise bei der Nahrungsverarbeitung verwendet werden, verdanken ihr Dasein der Intelligenz des Menschen; sie kommen in der belebten Natur nicht vor. Chemische Abläufe im Bereich des Lebendigen sind von einer anderen Dynamik bestimmt als Reaktionen in der Retorte. Eine lebende Substanz hat in ihrem Lebenszusammenhang eine grundsätzlich andere Qualität als eine Substanz außerhalb ihrer organischen Bindung. Beide mögen die gleiche chemische Strukturformel aufweisen, ihr Wesen ist nicht identisch. So ist ein Karotin, aus der Karotte gewonnen, keinesfalls gleichzusetzen mit dem Karotin, das durch chemische Prozesse aus Erdölprodukten entstanden ist, obgleich dieselbe Strukturformel vorliegt und man sich daher zu dem Ausspruch versteigt, die chemisch gewonnene Substanz sei „naturidentisch". Dieser Ausdruck ist eine grobe Irreführung. Denn in der einen Substanz ist das Leben verankert, die andere ist leblos. Der Organismus kann sehr wohl zwischen beiden unterscheiden. Er ist mit seiner feinen Dynamik auf das Lebendige eingestellt. Tote Substanzen bleiben ihm fremd; häufig vagabundieren sie im Organismus herum, bis sie vom lymphatischen System entweder ausgeschieden oder sonstwie unschädlich gemacht, oft aber auch nur abgelagert werden können.

Das alles stellt den Organismus vor besondere Anforderungen, und es ist begreiflich, daß er bisweilen überfordert wird und auf die Zufuhr von Fremdstoffen, ja schließlich auch auf manches andere, mit Agressionen reagiert.

So schaffen die Substanzen aus dem Reiche der Chemie den Boden für eine allergische Reaktionsweise. Und wir sollten daher bei jeder Allergie konsequent alle Fremdstoffe meiden. Sie sind in der üblichen Marktware reichlich enthalten als Konservierungsmittel, Emulgatoren, Backhilfsmittel, Farbstoffe und vieles andere mehr. Die Deklarierung ist zwar vorgeschrieben, aber äußerst undurchsichtig für den Verbraucher.

Auch die Landwirtschaft trägt zur Verschlechterung dieser Situation bei. Ist doch z. B. ein mit chemischem Dünger getriebenes Getreide schwer ohne Hilfe chemischer Backhilfsmittel zu Brot zu verbacken. Auch sind solche Pflanzen in hohem Maße für Schädlinge anfällig, was zum massiven Einsatz von Pestiziden und sogenannten „Pflanzenschutzmitteln" verführt. Hinzu kommt die Belastung des Grundwassers durch die Anwendung von mineralischem Stickstoff (Nitrat).

2. Phosphatüberempfindlichkeit

Unter den Formen der Nahrungsmittelallergien, bei denen wir den auslösenden Faktor eindeutig bestimmen können, ist als beispielhaft die Phosphatüberempfindlichkeit zu nennen. Es ist das Verdienst von Herta Hafer, dieses Krankheitsbild beschrieben zu haben.[8]) Dabei tritt motorische Unruhe auf mit schlechter Konzentrationsfähigkeit und Frustration, als hyperkinetisches Syndrom bekannt. Das kann sich bis zu schwerem aggressiven Verhalten steigern. Daher hat auch die Kriminalbehörde diesen Impuls aufgegriffen. Die aus ihm vor etlichen Jahren entstandene

„Phosphatliga"[9]) verbreitete vielfältige Erfahrungen mit einer Ernährungsumstellung auf phosphatarme Kost. Es wurden inzwischen 83 Selbsthilfegruppen mit ca. 2000 betroffenen Familien gegründet. Sie alle haben es erlebt, daß eine gezielte ärztlich betreute Ernährungsumstellung Besserung oder sogar Heilung der Krankheit brachte.

Zahlreichen Nahrungsmitteln werden heute in zunehmendem Maße künstliche Phosphate zugesetzt: Colagetränken, Fertiggerichten, Saucen, Backhilfsmitteln, Backpulver, Magermilchpulver, Schmelzkäse, Kondensmilch, Milcherzeugnissen, Speiseeis, Wurstwaren usw. So haben die Phosphatanteile in den letzten 30 Jahren um 300% zugenommen.

Darüber hinaus kommen Phosphate auch natürlicherweise in Nahrungsmitteln vor, wie in den Randschichten des Getreides, in Nüssen und Milchprodukten – in Butter, Sahne und Quark aber nur in kleinen Mengen. Man muß von Fall zu Fall ausprobieren, welche Speisen noch toleriert werden. Beim Getreide ist oft der Anbau entscheidend. Vorsicht allerdings mit dem Hafer, der eine phosphorhaltige Komponente enthält. Zumeist ist schon viel gewonnen, wenn man die chemischen Phosphate fortläßt und sich vorsichtig herantastet an die Lebensmittel mit natürlichem Phosphatgehalt. In schweren Krankheitszuständen muß man konsequenter vorgehen, doch empfiehlt es sich nicht, zu lange auf ein Grundnahrungsmittel wie Vollgetreide zu verzichten, da sonst die Gefahr einer Mangelernährung droht. Es sollte vielmehr versucht werden, die gesamte Reaktionslage zu bessern. Auf diese Möglichkeiten wurde ja mehrfach hingewiesen.

Wie bereits erwähnt, haben in den U. S. A. Kreise von Psychiatern Beziehungen zwischen Allergie und Psychosen festgestellt. Dabei ging es nicht allein um die Phosphate, sondern um eine allgemeine Belastung der Nahrung durch Denaturierung schon im Anbau und durch sonstige Fremdstoffe. Sogar bei schweren Geisteskrankheiten wurden durch Ernährungsumstellung auf Vollwertkost erstaunliche Heilerfolge erzielt.

3. Das Getreideeiweiß als Allergen

Die Überempfindlichkeit gegenüber dem Getreideeiweiß ist deshalb ernst zu nehmen, weil die Körnerfrüchte als Grundnahrungsmittel nur schwer entbehrlich sind. Bei Säuglingen tritt das Krankheitsbild als Zöliakie mit schweren Magen-Darmerscheinungen, Gewichtsabnahme und Blutarmut auf. Hier ist es von entscheidender Bedeutung, die Diagnose frühzeitig zu stellen. Beim Erwachsenen wird diese Form der Überempfindlichkeit als Sprue bezeichnet. Die Klebersubstanzen, welche die allergischen Erscheinungen auslösen, sind das Gluten im Roggen und Weizen, das Avenien des Hafers und das Hordein der Gerste. Mit einer kleberfreien Diät lassen sich die Erscheinungen ausheilen. Dabei braucht man nicht auf sämtliche Getreide zu verzichten, denn der Mais ist frei von Klebereiweiß. Auch Hirse, Reis und Buchweizen werden meist problemlos vertragen.

Wiederum kann auf die Erfahrung hingewiesen werden, daß ein sachgemäß gebackenes Brot von biologisch-dynamisch oder kontrolliert biologisch angebautem Getreide oft vertragen wird, weil sein Eiweiß gut ausgereift ist.

Doch es gibt eine Methode, mit der man erreichen kann, daß alle Getreide vertragen werden. Sie wurde auch bei anderen Formen von Nahrungsmittelallergie erfolgreich angewendet. Man bringt den Organismus mit dem Nahrungsmittel, das auf dem Mundwege nicht toleriert wird, über die Haut in Berührung. In unserem Fall wendet man Kleiebäder oder Packungen auf den Leib an. Dann tritt nach und nach eine Gewöhnung ein, und eines Tages kann man das Getreide vorsichtig dosiert, einer Speise zufügen.

Ähnliches erreichen wir durch Potenzierung des unverträglichen Produktes. Wir biten den Apotheker, das entsprechende Getreide rhythmisch zu verdünnen, wie es in der Homöopathie üblich ist (etwa bis zu D 6). Davon erhält der Patient 3 mal täglich eine kleine Dosis. Nach und nach schleichen wir uns dann mit immer geringeren Verdünnungen ein und überlisten so den Organismus, bis er schließlich das Getreide als Speise toleriert. Aber wie schon oft erwähnt: Die Bekömmlichkeit hängt wesentlich vom Anbau des Getreides ab, auch von der Weiterverarbeitung und Kombination mit anderen Nahrungsmitteln.

4. Allergie gegen Milch

Mit der Milchallergie sind wir beim Säugling und Kleinkind vor ernste Probleme gestellt. Meist ist man gezwungen, auf Mandelmilch auszuweichen, die noch am ehesten als Ersatz gelten kann. Günstig wirkt ausschließliches Stillen bis zum 6. Monat. Später muß versucht werden, mit Früchten, Gemüse, Getreide und hochwertigen Fetten die Milch zu ersetzen. Es müssen allerdings Produkte von biologisch-dynamischem oder kontrolliert biologischem Anbau gegeben werden. Wir können auch versuchen, das Kind an die artfremde Kuhmilch zu gewöhnen. Das ist mit einer Methode zu erreichen, die erfolgreich erprobt ist: Zunächst wird ein Tropfen Milch mit einem Liter Wasser vermischt und davon ein Teelöffel gegeben, mehrere Tage hindurch. Dann erhöht man vorsichtig tropfenweise die Milchgaben, bis schließlich in 6–8 Wochen eine Gewöhnung erreicht ist.

Wie bei der Getreideallergie kann aber auch der Weg über die Haut beschritten werden. Man badet das Kind jeden zweiten Tag in einem Badewasser, dem etwa ein halber Liter Milch zugesetzt wurde. Auch auf diesem Wege lernt der Organismus, sich mit den Allergenen auseinanderzusetzen.

Oftmals geht eine Milcheiweißallergie im 3.–4. Lebensjahr zurück. Dann werden vor allem Sauermilchprodukte gut vertragen.

5. Wie findet man Nahrungsallergene?

Nun ist allerdings nicht immer so offensichtlich klar wie bei der Getreide- oder Milchallergie, durch welche Substanzen allergische Reaktionen ausgelöst werden. Oft sind es auch mehrere Nahrungsmittel und andere Reizstoffe der Umgebung, gegen die der Organismus zu Felde zieht, wenn sie ihm zu nahe kommen.

Wie sollen wir unter einer Vielzahl die Störenfriede entdecken?

Da bieten sich Methoden an, wie die Elektroakupunktur oder die Meridiantherapie. Auch die Universitätswissenschaft hat komplizierte Untersuchungsformen mit Prüfung von Zellreaktionen entwickelt. Der überschaubarste Weg, den jeder selbst begehen kann, ist die Auslaß- oder Eliminationsdiät.[10]

Bei ihr gilt es zunächst, jedes Nahrungsmittel streng zu meiden, das irgendwelche Fremdstoffe enthält. Erst dann läßt sich ein sicheres Urteil darüber gewinnen, welche natürlichen Ingredienzen eine Allergie auslösen. Man geht systematisch vor, fragt den Patienten genau ab und prüft gruppenweise, worauf Reaktionen erfolgen. Zunächst beginnen wir z. B. mit Hirse oder Kartoffeln oder Reis, und prüfen, ob die Erscheinungen verschwinden. Dann setzen wir probeweise ein Nahrungsmittel nach dem anderen zu, bis nach bestimmten Produkten wieder Erscheinungen auftreten. Es wird sich bei dieser Methode vorübergehend eine Mangelernährung nicht vermeiden lassen. Aber sie soll ja nur solange dauern, bis die Sündenböcke gefunden sind. Dann wird sich eine individuelle Gruppierung aufstellen lassen. Nach amerikanischen Veröffentlichungen kann eine Vielzahl von Nahrungsmitteln in den Problemkreis einbezogen werden.[11]) Häufige Urheber von Nahrungsallergien sind nach den Erfahrungen der amerikanischen Autoren folgende Produkte: Getreide und Milch, Sellerie, Erdbeeren, Bohnen, Kohl, Gewürze, Nüsse, Zitronen, Tomaten, Fische, Muscheln, Krabben, Bier und Weinsorten.

Als Beschwerden treten meist auf: Durchfall, Blähungen, Erbrechen, Leibschmerzen, Nesselfieber, Lippenschwellungen, Ekzem, Migräne, Augenjucken mit Augenliderschwellungen, Schnupfen, Atemnot.

Eine bewährte Methode, Allergene ausfindig zu machen, ist auch der in den USA verbreitete Pulstest nach Dr. Coca.[12]) Täglich wird mehrere Male die Pulsfrequenz festgestellt: vor dem Aufstehen, vor und in Abständen nach den Mahlzeiten, und dabei werden die niedrigsten und die höchsten Zahlen ermittelt, etwa 14mal während 12 Stunden. Liegt eine allergische Reizung gegenüber einem Allergen vor, steigt die Pulsfrequenz meist bald nach der Reizung und es erhöht sich die Differenz zwischen der höchsten und der niedrigsten Zahl. Jeder Mensch hat zwar seine ihm eigenen Werte, doch wird sich eine Reaktion auf ein Allergen meist in einer Differenz von über 12–14 Schlägen ausdrücken. Entfernt man das Allergen aus der Nahrung, normalisiert sich die Pulsfrequenz.

Oft genügt es aber auch, ein besonderes Nahrungsmittel, das in Verdacht geraten ist, über fünf Tage zu meiden. Ist der Verdacht begründet, tritt erfahrungsgemäß oftmals in den ersten Tagen ein schlechtes Befinden ein, das sich aber in den nächsten Tagen bessert. Nach erneutem Genuß des Nahrungsmittels gibt es dann wieder einen Rückfall.

Auf einzelne Milchprodukte reagieren die Betroffenen verschieden. Manche bekommen Erscheinungen etwa nur nach Trinkmilch und nicht nach Käse, oder umgekehrt.

Bei Verdacht auf Getreideallergie ist es empfehlenswert, zunächst die gesamte Getreidefamilie zu meiden und dann die einzelnen Arten nacheinander einzuführen. Auch hier kann man sich jeweils auf fünf Tage beschränken.

Nach Feststellung der Allergene läßt sich auch eine Therapie mit den potenzierten Substanzen versuchen in der Art, wie es für das Getreide und die Milch beschrieben wurde.

III. ERNÄHRUNGSTHERAPIE BEI ALLERGISCHEN ERSCHEINUNGEN

Der Frage, was mit einer Therapie durch Diät zu erreichen ist, müssen wir uns von verschiedenen Seiten nähern. Zunächst gilt es, den Grenzbereich mit dem Kieselorganismus zu stützen. Sodann ist die Reaktionsweise aus dem Stoffwechselbereich mit dem Lymphsystem zu regulieren. Wie beschrieben, gilt es auch herauszufinden, welche Stoffe die Allergie auslösen, also die Allergene zu entdecken, um sie aus der Kost eliminieren zu können.

Die Fragen sind oftmals nicht voneinander zu trennen. Sinnvoll ist es stets, die Reaktionslage zu beachten und gleichzeitig nach auslösenden Einzelfaktoren in der Kost zu forschen. Oftmals liegt besonders bei Kindern eine Allergie gegen verschiedene Grundnahrungsmittel vor. Dann muß mit besonderer Intensität eine Behandlung durchgeführt werden, wie sie im Folgenden beschrieben wird.

1. Stärkung der Grenzbereiche

Betrachten wir zunächst die Grenzbereiche des Organismus gegenüber der Außenwelt, das Nerven-Sinnessystem, die Haut, also die Orte, an denen das Fremde wahrgenommen, registriert und notfalls abgewehrt wird. Wie können wir diesen Bereich diätetisch stützen? Durch welche Nahrungsmittel werden die Kräfte in der Peripherie gestärkt? Es ist vor allem die mineralische Komponente in der Kost, speziell der Kiesel. Denn die Prozesse im Nerven-Sinnessystem und in der Haut gründen sich wie gesagt auf eine Kieselsäuredynamik.

In erster Linie lassen sich diese Prozesse stärken durch eine Ernährung mit den Getreiden, denn sie sind typische Kieselpflanzen. Die Wirksamkeit des Kiesels konzentriert sich in den Körnern und kann durch die verschiedenen Getreidegerichte dem menschlichen Organismus zugeführt werden. Hier sind besonders Gerste und Hirse zu nennen. Auch Rohkost aktiviert die Kieselprozesse und stärkt die Schutzfunktion der Haut und die Sinnesfunktionen. Zur Unterstützung der Kieselsäureprozesse ist auch Kräutertee, z. B. aus Ackerschachtelhalm (Equisetum) zu empfehlen. Der Eiweißbedarf läßt sich durch die Getreide decken im Zusammenhang mit Gemüsen, Früchten, Nüssen. Mit Milchprodukten sei man bei der Allergie zurückhaltend. Statt dessen wählt man, vor allem für Kinder, Mandel- oder Sesammilch.

Diese Ernährungstherapie hat sich besonders bei Hauterscheinungen ausgezeichnet bewährt, vor allem in einer Kombination mit Gerste und Hirse. Bei ausgeprägten Krankheitsbildern half in vielen Fällen eine 4 bis 5-Tagekur nur mit Gerstensuppe und Kräutern sowie anschließend einige Wochen hindurch zusätzlicher Rohkost.

2. Entlastung und Harmonisierung des Stoffwechselsystems

Zunächst gilt es, den Organismus zu reinigen und zu entschlacken. Dazu dienen Tage mit Saftfasten, wobei sehr individuell vorzugehen ist. Auch eine Zeit ausschließlich mit Rohkost oder einer reinen Fruchtdiät ist hilfreich. Stark entgiftend wirkt der Schwefel. Wir finden ihn in Knoblauch, Zwiebeln, Kresse, Meerrettich, den Kohlarten, Nüssen, Sesamsamen und unter den Getreiden am stärksten im Hafer. Auch alle milchsauren Produkte enthalten die Schwefelkomponente. In diesem Sinne ist neben milchsauren Gemüsen auch der Kanne-Brottrunk und das Fermentgetreide zu empfehlen. Zur Anregung der Ausscheidung dienen Reistage (s. Rezeptteil) und als Gewürzkraut vor allem Petersilie.

Immer ist dafür zu sorgen, daß ausreichend Flüssigkeit zugeführt wird.

3. Diättherapie für das Lymphsystem, für Leber, Milz und Nieren

Das Lymphsystem unterstützt man vor allem, indem man die Ausscheidung anregt, z. B. mit Tee aus Birkenblättern, und die stark entgiftenden schwefelhaltigen Nahrungsmittel einsetzt, wie zuvor beschrieben. Von den Getreiden bevorzugt man Hirse und Reis, pikant gewürzt. Unter den Pflanzenteilen wählt man Blattgemüse und Stengel sowie Salate. Zu empfehlen sind ferner alle sauren Früchte und Obstessig sowie milchsaure Gemüse. Hierher gehört auch der Kanne-Brottrunk.

Die Leberfunktion kann angeregt werden durch Gewürze und Tee mit einer bitteren Note. Unter den Kohlenhydratträgern sind in erster Linie zu nennen: die Getreide, speziell Roggen und Gerste; hochwertige Eiweißformen, wie wir sie in den Sauermilchprodukten finden; Fette in mäßiger Menge und bester Qualität.

Die Milz, stark im rhythmischen System lebend, ist günstig zu beeinflussen, wenn man die Nahrung in rhythmischen Ordnungen zu sich nimmt. Wer dauernd etwas knabbert oder lutscht, wie das vielfach zur Unsitte geworden ist, nicht nur bei Kindern, schädigt dieses Organ, er bekommt eine „zappelige" Milz, wie Rudolf Steiner das ausdrückt.

Nach einem Forschungsergebnis Rudolf Steiners werden die Nahrungsinstinkte durch die Milz gesteuert. Heutzutage sind diese Instinkte häufig abgelähmt und müssen wieder neu erworben werden. Das verlangt ein neues Verhalten, in dem der Geschmackssinn übend verfeinert wird. Dadurch kann eine Lust erwachsen an den Speisen, die dem Organismus dienlich sind, und diese Freude am Essen läßt sich dann zum Motiv erheben bei der Nahrungswahl. So bekommt der Allergiker eine wertvolle Hilfe im Rahmen der Ernährungstherapie.

Die Nieren durch eine entsprechende Diät zu stärken, ist bei der Allergie besonders wichtig. Die Angabe Rudolf Steiners, daß Blüten viele Heilkräfte in bezug auf das Nierensystem enthalten, leuchtet ein, ist doch die Blüte der Pflanze jenes Organ, das dem Astralen am nächsten steht.[13]) Das zeigt sich in den lebhaften Farben und Formen, von denen sich unsere Empfindung angesprochen fühlt, aber auch in der engen Beziehung zu den Insekten.

Blüten lassen sich als Tee verwenden; wir finden ihre Eigenart aber ebenfalls im Honig sowie im Sirup von Holunder- oder Schlehenblüten. Verschiedene Pflanzen führen die Blühkraft auch in den Blatt- und Stengel-, ja bis in den Wurzelbereich. Das sind die Gewürzkräuter. Ätherische Öle und Harze durchdringen mit ihrem Duft und Aroma die ganze Pflanze. Hinzu kommt bei Doldenblütlern ihre anregende Wirkung auf die absondernde Tätigkeit der Drüsen; auch die Nieren werden entlastet durch Anregung der Schweißsekretion.

Eine Nierenschonkost sollte arm sein an Kochsalz und reich an Kalium. Das ist durch Obst und sorgsam gegarte Gemüse zu erreichen, noch wirkungsvoller durch Rohkost und Salate. Weiterhin ist die Zufuhr von Eiweiß einzuschränken, es belastet die Nieren.

4. Aufbaukost und Therapie zur Normalisierung der Abwehr

Nach der Reinigung und Entgiftung setzt eine Aufbaukost ein, deren Gehalt an Eisen zu berücksichtigen ist. Dieses Element wirkt ebenfalls stark entgiftend. Wir finden es in allen grünen Gemüsen und Salaten, in Früchten und Getreiden. Die Eisenkomponente ist bedeutungsvoll als Ergänzung der Schwefelkräfte, die auf die Dauer zu einseitig wirken.

Eine reichliche Mineralzufuhr ist bei der Aufbaukost wichtig. Wieder sind hier die Getreide zu nennen, aber auch Wurzelgemüse, Gemüsebrühe und Gemüsesäfte, Nüsse, Ölsaaten wie Sesam und vor allem Obst. Auch der gezielte Einsatz von Mineralwässern kann dienlich sein.

Neben der Aufbaukost werden oft mit Erfolg angewendet: Atem- und Sprachtherapie, Wasseranwendungen nach Kneipp und Medikamente aus dem Heilschatz der anthroposophischen Medizin bzw. der Homöopathie. Das ganze Rüstzeug der Naturheilkunde ist zumeist hilfreich.

Die naturwissenschaftliche Methode entwickelt immer umfangreichere Detailerkenntnisse in diagnostischer und pathophysiologischer Hinsicht, verharrt jedoch therapeutisch in außerordentlicher Monotonie. Da werden im wesentlichen Cortisonpräparate und „Antihistaminika“ angewendet, so unterschiedlich die Krankheitsbilder auch sein mögen.

IV. MIT DER ALLERGIE LEBEN

Wie beschrieben, ist es oft nicht möglich, sämtliche Allergene auszuschalten. Das würde unzureichende Ernährung mit Mangelerscheinungen bedeuten. Man reguliert die ärgsten Erscheinungen und versucht, durch die beschriebene Diätetik und Therapie die Reaktionslage zu verbessern. Es gilt dann oft, mit der Allergie zu leben und das, was sich nicht ändern läßt, in Kauf zu nehmen. Die Allergie ist immer ein Aufruf zur Selbstbesinnung, zur Klärung und Neuordnung. Vor allem sollte man darangehen, die Streßfaktoren in Familie und Beruf abzubauen. Für die Kinder ist es wichtig, eine wärmende Hülle in der Familie zu schaffen, in der sie sich geborgen wissen; bei kleineren Kindern kann sich vielleicht im Kindergarten eine Gruppe finden, in der sich das Kind angenommen fühlt. Das alles wird hilfreich sein, allergische Reaktionen zu bessern und zu beherrschen.

Ein Beispiel dafür, wie ein berufstätiger Erwachsener seine Allergie in den Griff bekam, soll dies verdeutlichen. Ein junger Bäcker hatte sich in das väterliche Geschäft eingearbeitet und großes Interesse an Vollkornprodukten mit Erzeugnissen aus biologisch-dynamischer Wirtschaftsweise gewonnen. Auch war es ihm ein Anliegen, mit vollwertigen Zusätzen unter Verzicht auf chemische Backhilfsmittel auszukommen. Der Vater, der bislang konventionell gearbeitet hatte, setzte seinem Sohn keinen Widerstand entgegen. Doch der junge Bäcker litt an einer Mehlstauballergie mit asthmatischen Erscheinungen, die sich oft derart steigerten, daß die Ärzte dringend zu einer beruflichen Umschulung rieten. Dem wollte der Kranke nicht entsprechen, denn er wußte: Wenn ich jetzt aus der Bäckerei ausscheide, ist der Betrieb bald wieder im konventionellen Fahrwasser, und alle bisherige Arbeit war umsonst. Er nahm seine Kräfte zusammen, führte eine strenge Kostform durch, wie sie hier beschrieben ist, und es gelang ihm, die Beschwerden in den Griff zu bekommen. Er leitet seitdem die Bäckerei mit guten Erfolg.

Derartige Ergebnisse ließen sich in diesem und in ähnlichen Fällen erzielen bei gleichzeitiger Therapie aus dem Bereich der anthroposophischen Medizin. Dazu gehören auch Heileurythmie, rhythmische Massage nach Ita Wegmann und rhythmische Bäder.

EIN WORT ZUM SCHLUSS

Die Allergie ist ein Signal für den Menschen unserer Zeit, ein Zeichen, daß in seinem Verhältnis zur Umwelt etwas nicht stimmt. Diese Umwelt paßt, soweit der Mensch sie für sich gestaltet, immer weniger zu dem, was in ihm selbst als lebendige Ordnung veranlagt ist.

Und auch die Natur um uns herum ist in ihren Lebensgrundlagen zerrüttet; das Sterben der Bäume zeigt es uns allen deutlich an.

Auf dem Menschen lastet eine große Verantwortung. An ihm liegt es, die Todesprozesse, die er selber hervorrief, nicht länger zu dulden – und zu erdulden, vielmehr eine Regeneration einzuleiten.

V. REZEPTE

Mit dieser Rezeptsammlung sollen Anregungen zur Küchenpraxis vermittelt werden. Dabei ist an die verschiedenen Darstellungen in diesem Buch anzuknüpfen. Vollständigkeit kann nicht erwartet werden, da die allergischen Reaktionsformen so unterschiedliche Gebiete berühren.

Wegen ihrer grundsätzlichen Bedeutung haben wir die Zubereitung von Getreidegerichten ausführlich geschildert. Für weiteres sei auf die reiche Anzahl von Kochrezepten verwiesen, die von unserem Arbeitskreis veröffentlicht werden, sowie auf die beiden Kochbücher unserer Mitarbeiterin „Aus Barbara Hübners feiner Würzküche Bd. I und II (Verlag Freies Geistesleben Stuttgart). Verschiedene Rezepte sind auch, den Diäten entsprechend leicht abgewandelt, diesen Büchern entnommen.

Wenn nicht anders vermerkt, sind die Rezepte für vier Personen berechnet.

Die Zubereitung von Getreidegerichten
Allgemeine Hinweise

Reinigung des Getreides

Die Getreidekörner werden unter fließendem Wasser gewaschen und abgetropft. Bei sauberem Getreide kann das Waschen entfallen.

Einweichen

Das Getreide wird zum besseren Aufschließen 3–10 Stunden in lauwarmem Wasser – meist über Nacht – vorgequollen. Längere Einweichzeiten sind zu vermeiden, da sonst der Keimprozeß einsetzt.

Für Hirse, Reis, Maisgrieß und Buchweizen kann das Einweichen entfallen.

Während des Quellens beginnen verschiedene Enzyme zu wirken, so auch die Phytase, die die an Phytin gebundenen Mineralstoffe löst, so daß sie für den Menschen erst verfügbar werden.

Darren (dörren)

Das Darren schließt das Getreide auf, macht es leichter verdaulich und verleiht ihm einen würzigen Geschmack.

Zum Darren legt man das feuchte Getreide auf ein Backblech aus und läßt es bei 70–80° C im Ofen, bis es knusprig ist, ca. 40–80 Min.

Neben Körnern können auch Flocken und Schrot gedarrt werden. Vorher eingeweichte, gut abgetropfte Körner erfahren beim Darren einen Dämpfprozeß, der die nachfolgende Kochzeit verkürzt und das Getreide locker erhält.

Bei Hafer, Buchweizen, Reis und Hirse verhindert das Darren ein Verkleben der Stärke beim Kochen, so daß man körniges Getreide erzielt.

Schroten

Um die Mahlprodukte aus Vollkorn frisch und ohne Qualitätsverlust zu erhalten, sollte man mit einer Haushaltsgetreidemühle nur den jeweiligen Bedarf zubereiten.

Schrot kann nach dem Mahlen zur besseren Verdaulichkeit eingeweicht werden.

Gekochte Körner lassen sich in einem Wolf zerkleinern.

Kochen

Das Getreide soll mit kaltem Wasser (Einweichwasser) aufgesetzt und mild gekocht werden. Gesalzen wird am Ende des Kochvorganges. (Wasserverhältnis und Kochzeit s. Tabelle und Rezepte.) Zu Speisen, die Milch enthalten, können empfindliche Menschen die Milch erst nach dem Kochen behutsam erwärmt zufügen.

Nachquellen

Jedes Getreide benötigt eine bestimmte Quellzeit, um sich voll aufzuschließen. Daher wird es nach dem Kochen warmgestellt. Empfindliche Menschen sollten hierauf besonders achten.

Speisenfolge für ein Menü

Eine Suppe sollte immer zuerst gereicht werden; leicht und aromatisch durchwärmt sie und regt die Verdauungskräfte an.

Der Rohkostsalat, darauf folgend, wird nun leichter vertragen; er aktiviert und erfrischt.

Das Hauptgericht kann aus gekochtem Getreide bestehen, als ganzes Korn oder Grütze, Auflauf usw. Dazu gibt es gedünstetes Gemüse und evtl. eine Sauce. Brat- und Backlinge sind beliebt als fleischähnliche Beigabe.

Zum Nachtisch wählt man je nach Verträglichkeit ein Milchgetränk oder Obstsaft mit Gebäck, eine Quarkspeise oder Creme, Obstsalat oder Obst.

Abkürzungen:

Ge = für Getreideallergiker
Mi = für Milchallergiker
TL = Teelöffel
EL = Eßlöffel
Alle Rezepte gelten für vier Personen

Hinweise zur nebenstehenden Tabelle

(1) Das *Wasserverhältnis* für das abgewogene Getreide erhält man, indem das Getreide in einen Meßbecher gegeben und von dieser Menge der Wasseranteil bestimmt wird, z. B. 1 : 2. Die Wassermenge schwankt nach Getreidesorte, Feuchtigkeit der Körner, der Wasserhärte und auch der Einweichzeit (Einweichwasser immer mit verwenden).

Dann wird das Getreide in einem Topf mit Deckel gekocht und nach dem Aufquellen des Korns das Salz hinzugefügt. Die *Kochzeiten* sind in der Tabelle angegeben.

(2) Zum *Nachquellen* stellt man den Topf in eine Kochkiste oder läßt ihn an einem warmen Ort stehen (bei 70°–80° C), z. B. im Backofen, Wasserbad oder Thermogefäß, oder man hüllt ihn warm ein. Die Zeiten hierfür liegen zwischen 1/2 und 4 Stunden und richten sich nach dem Rezept und der Getreideart. (Siehe nebenstehende Tabelle).

(3) Beim Kochen von ganzen Getreidekörnern kann man zwischen einer langen Kochzeit mit kürzerer Nachquellzeit oder einer kürzeren Kochzeit mit längerer Nachquellzeit wählen. Empfindliche Menschen sollten das Getreide immer nachquellen.

Tabelle zum Garen von Getreide

Getreide	Wasserverhältnis in Volumen	Einweichzeit in Std.	Kochzeit in Std.	Quellzeit in Std.
Weizen	1 : 2,5	5–10	2 ½	
			oder 1	und 3
-schrot	1 : 2–2,2	1–3	10–15 Min.	1
Reis	1 : 2	kann	1	
		2–3	oder ½	und 1
-schrot	1 : 2	1–2	10–15 Min.	1
Gerste	1 : 2–2,2	5–10	2 ½	
			oder 1	und 3
-schrot	1 : 2	1–3	10–15 Min.	1
Hirse	1 : 2,5	–	5–10 Min.	½
Hirse, locker	1 : 5	–	10–15 Min.	–
Roggen	1 : 2,5–3	6–10	2 ½–3	
			oder 1 ½	und 3
-schrot	1 : 2,2	2–3	15–20 Min.	1
Hafer	1 : 1,8	3–5	1 ½	
			oder 1	und 2
-schrot	1 : 1,7–2	1–3	10–15 Min.	½
Maisgrieß	1 : 4	–	10–15 Min.	20 Min.
Dinkel	1 : 2	kann	1	
		2–3	oder ½	und 1
-schrot	1 : 1,8–2	1–2	10–15 Min.	½
Grünkern	1 : 2	kann	1	
		2–3	oder ½	und 1
-schrot	1 : 1,8–2	1–2	10–15 Min.	½
Buchweizen	1 : 1,2–1,5	kann	10–15 Min.	
		1	oder 10 Min.	und ½

GETRÄNKE

(**Ge** = für Getreide-Allergiker, **Mi** = für Milch-Allergiker)

Getränke aus Getreide

Sie eignen sich als Erfrischungsgetränke oder zu Saftkuren.

1. Ge Mi **Hirsetrank** ergibt ca. 1 l fertiges Getränk

75 g	Hirse (3/4 Tasse)
1 300 ccm	Wasser, kalt

Zum Würzen: beispielsweise

6	Wacholderbeeren
je 1/2 TL	gem. Anis, Fenchel, Koriander
1/4 TL	Liebstöckel
1 Mssp.	Salz

Hirse mit Wasser und Wacholderbeeren aufsetzen, 1 Std. sachte köcheln. Restliche Gewürze die letzten 15 Min. mitziehen lassen, abseihen, abschmecken, z. B. in 2 Portionen mit

1. Zitronensaft, Birnendicksaft, Apfelsaft, Kanne-Brottrunk und Honig,
2. Rote Betesaft milchsauer, Quitten- oder Schlehenelixier von Wala oder Weleda „zuckerarm" und Honig.

Über den Tag verteilt warm oder leicht temperiert trinken.

2. Mi **Gerstenwasser** (Barley Water aus England), ergibt ca. 1 l fertiges Getränk

75 g	Gerste
1 300 ccm	Wasser, kalt oder lauwarm

Zum Würzen: beispielsweise

1/3	Zimtstange
3	Nelken
1 cm^2	Ingwer, klein geschnitten
1/2	Zitrone (Schale)
2–3	Feigen
1 Mssp.	Salz

Gerste 3–5 Std. mit Wasser, Feigen und Gewürzen einweichen, dann 2 Std. sachte köcheln, abseihen, abschmecken, z. B. in 2 Portionen mit

1/4–1/2 Tasse Fruchtsaft (Apfel-, Birnen-, Aprikosensaft)
1–2 EL Apfel- oder Birnendicksaft, evtl. dazu
1/2 Zitrone (Saft) oder Kanne-Brottrunk
jeweils etwas Honig

Über den Tag verteilt warm oder leicht temperiert trinken.

3. GeMi Reistrank glutenfrei, ergibt ca. 1 l fertiges Getränk

80 g	Vollreis, Demeter-Rundkorn (3/4 Tasse)
1 400 ccm	Wasser, kalt

Zum Würzen: beispielsweise

3	Nelken	mitkochen
1 cm²	Ingwer, klein geschnitten	
1/2 TL	Salbei	die letzten 15 Min. mitziehen lassen
1 geh. TL	Eberraute	
1 Mssp.	Salz	

Reis mit Wasser, Nelken und Ingwer mindestens 1 Std. einweichen, dann 1 Std. sachte köcheln, restliche Gewürze die letzten 15 Min. mitziehen lassen, abseihen, abschmecken in Portionen mit

Kirschmuttersaft und Honig, oder Apfel- oder Birnendicksaft und Honig, oder Ahornsirup, oder Elixiere zuckerarm von Wala oder Weleda mit Honig.

Über den Tag verteilt warm oder leicht temperiert trinken.

4a) Mi **Roggentrank** ergibt ca. 1 l fertiges Getränk

85 g	Roggen (gut 3/4 Tasse)
1400 ccm	Wasser, kalt oder lauwarm
evtl. 80 g	Trockenobst

Zum Würzen:

7	Wacholderbeeren	mitkochen
1 TL	Kümmelkörner	mitkochen

evtl. zusätzlich; nur die letzten 15 Min. mitziehen lassen:

1 TL	Dost / Oregano
1/3 TL	Rosmarin oder Majoran
1/3 TL	Salbei
1 Mssp.	Salz

Roggen mit Wasser, Wacholder und Kümmel 10 Std. einweichen. Evtl. gleichzeitig Trocken-Zwetschgen mit Honigwasser bedeckt einweichen. Roggen 2–3 Std. sachte köcheln, evtl. zusätzlich Gewürze zufügen, abseihen, abschmecken z. B. in 2 Portionen:

1. herzhaft: 1–2 TL „Sekowa Gemüsebrühe" (enthält Meersalz)
2. süß: in Honigwasser eingeweichte Zwetschgen mit etwas Zimt oder Schlehenelixier.

Über den Tag verteilt warm oder leicht temperiert trinken.

4b) Mi **Hafertrank** ergibt ca. 1 l Getränk

75 g	Hafer
1400 ccm	Wasser, kalt oder lauwarm

Zum Würzen:

1 TL	Birkenblätter, verrieben
1 Mssp.	Salz

Hafer 1–5 Std. im Wasser einweichen, 25 Min. sachte köcheln, Birkenblätter 15 Min. mitköcheln, 1 Std. nachquellen, salzen, abseihen, zum Abschmecken in mehreren Portionen z. B.

Zitronensaft und Honig – Kanne-Brottrunk und Honig – Sauerkrauftsaft und Apfelsaft bzw. -dicksaft – Demeter-Möhren-Apfelsaft, – Elixiere von Wala oder Weleda zuckerarm, (Schlehe, Schwarze Johannisbeere, Sanddorn), Honig zum Süßen.

Über den Tag verteilt warm oder leicht temperiert trinken.

Getränke ohne Getreide

5. GeMi Gemüsebrühe für eine Trinkkur

Beim Zubereiten von Demeter-Gemüse und -Salaten fallen oftmals Abfälle an, wie Zwiebelschalen, Selleriewurzeln, Möhrenschalen und -kraut, Kohlstrünke und -blätter oder Lauchgrün. Diese können – gut bedeckt mit Wasser – zu Gemüsebrühe 20–30 Min. gekocht werden. Damit erhält man ihre Mineral- und Nährstoffe und verfügt über ein wohlschmeckendes Getränk oder eine Grundlage für Suppen und Soßen.

Zum Würzen können Wacholderbeeren, Lorbeerblatt, Senfkörner und Kümmel mitgekocht werden. Getrocknete Kräuter wie Liebstockel, Beinwell oder Selleriekraut sollten 15–20 Min. mitziehen. Frische Kräuter werden zuletzt zugefügt. Salzen, falls erlaubt.

Die Abfälle werden sauber gewaschen und mit kaltem Wasser aufgesetzt. Reichen sie nicht aus, kocht man zusätzlich noch etwas Gemüse mit, besonders geeignet sind Petersilienwurzel, Sellerie und Pastinaken.

6. GeMi Apfelschalentee als Erfrischungsgetränk

Die Schalen von biologischen oder Demeter-Äpfeln können für Tee verwendet werden. Zu den Apfelschalen gibt man Wasser und folgende Gewürze: Pr. Zimt, Pr. Nelken, Koriander-, Fenchel- und Anissamen, kocht 15 Min. und siebt ab. Der Apfelschalentee ist warm oder kalt – nach Wunsch mit Obstsaft versetzt, mit Dicksaft oder Honig gesüßt – ein erfrischendes Getränk.

7. Ge Buttermilch-Quarktrank als Zwischenmahlzeit, bei Rohkostkuren (soweit Milcheiweiß erlaubt ist, ein wertvoller Eiweißträger)

200 ccm	Buttermilch
30 g	Quark
1 EL	Sanddorn, ungesüßt
1 TL	Honig
1 Mssp.	Salz

Alles gut verschlagen.

FRISCHKOST (auch für Rohkostkuren)

Frischkost sollte bei keinem Menü fehlen. Die folgenden Anregungen gelten auch für eine reine Rohkostkur über Wochen oder gar Monate mit therapeutischer Wirkung. Über die Dauer sollte ein Arzt entscheiden.

Man wählt alle Bereiche der Pflanze: Wurzel, Blatt, Stengel und Frucht. Die Gartensalate stehen uns durch Winterschutz meist das ganze Jahr zur Verfügung, im Frühjahr der überwinterte Feldsalat, dann Kopfsalat. Es folgen früher Kohl, Spinat, Endivien, Zuckerhut, Chicoree, Kohlrabi, Möhren, Rote Bete, (Bohnen dürfen nicht roh verzehrt werden.). Aus alledem können wir eine bunte Palette gestalten mit unserer Rohkostplatte, bereichert noch durch die wertvollen milchsauren Gemüse, vor allem das Sauerkraut.

Im zeitigen Frühjahr sind die Wildkräuter besonders heilkräftig: Brennessel, Löwenzahn, Giersch, Sauerampfer, Schafgarbe, Wegerich und vieles andere mehr.

Bei der Zubereitung der Frischkost gehen wir sehr sorgfältig vor, um den wertvollen Zusammenhang des lebendigen Kräftegefüges zu schonen. So werden junge, zarte Möhren nicht mit dem Messer abgeschabt, sondern nur mit Wasser und Bürste gereinigt; das Gemüse nur mit kaltem Wasser gesäubert, nicht ins Wasser gelegt, Blattgemüse nicht unter stark fließendem Strahl abgespült, damit die Zellwände durch den Wasserdruck nicht zerstört werden und der zarte Fettfilm nicht verschwindet. Auch sollte man das Gemüse erst kurz vor dem Servieren zerkleinern und in die Sauce einlegen.

Für Geschmack und Bekömmlichkeit ist die *Sauce* entscheidend. Sie soll Gegensätze ausgleichen, verbinden, das Ganze harmonisieren und abrunden. Dabei muß sie im Hintergrund bleiben, soll die Aromen der einzelnen Pflanzen nicht überdecken, sondern sie zur Geltung bringen. Was eignet sich zu einer solchen Sauce? Es bieten sich an: Bioghurt, saure Sahne mit „Kanne Brottrunk" oder Zitrone, Kräutersalz, Honig, einer Prise Anis, Zitronenmelisse, Dillspitzen, evtl. Mandeln oder Nüsse. Je nach landschaftlichen

Gepflogenheiten wird man den Salat herzhafter anrichten mit Obstessig, Öl, Zwiebeln und einem Hauch Knoblauch.

Warme Rohkost ist im Winter oder bei älteren Menschen beliebt. Hierfür wird die Sauce im Wasserbad leicht angewärmt.

Milde Rohkost: Hier können etwas gekochte Hirse oder 2–3 Pellkartoffeln zur Salatplatte gereicht werden und als Zwischenmahlzeit Knäckebrot mit etwas Butter. Auf diese Weise kann bei labilen Zuständen die Rohkost über längere Zeit ausgedehnt werden. Es läßt sich auch dann ein Heileffekt erzielen.

Müsli in der Art, wie im Rezeptteil angegeben, sind auch während der Rohkostkur empfehlenswert als Frühstück oder Abendessen.

Zahlreiche Rezepte für Rohkost, auch für Salate aus Wildkräutern und für Salat-Saucen finden sich im II. Band „Aus Barbara Hübners feiner Würzküche", Verlag Freies Geistesleben Stuttgart.

8. GeMi Reisdiät
für Entschlackungs- und Entwässerungskuren

Für eine Person braucht man pro Tag 250–350 g Vollreis mit 200–300 g Obst, außerdem reichlich frische Kräuter, kein Salz, kein Fett, möglichst wenig oder keine Getränke zusätzlich!

Der Reis wird im Wasserverhältnis 1 : 2,5 gegart.

300 g	Vollreis, Demeter-Rundkorn
750 ccm	kaltes Wasser

Zum Würzen:

14	Wacholderbeeren	mitkochen
3 cm^2	Ingwerwurzel, klein geschnitten	

evtl. 3 Stengel Salbei oder Eberraute, erst die letzten 15 Min. mitziehen lassen

Reis mindestens 1 Std. mit Wasser und Gewürzen einweichen, 20 Min. sachte köcheln, restliche Gewürze zugeben, 40 Min. nachquellen lassen.

Den gut weich gekochten Reis (jetzt ca. 400 g) nach Belieben teilen, z. B.

eine Hälfte für *Kräuterreis* (Frühstück)
oder *Gemüsereis* (Mittagessen)
die andere Hälfte für *Obstreis* (Nachmittags-Vesper
oder Abendessen)

8 a) GeMi Obstreis mit Obst der Jahreszeit
oder beispielsweise:

6 Trocken-Aprikosen, 6 Feigen, 2 mittelgroße Äpfel, 1 1/2 Tasse Wasser mit 2 TL Apfeldicksaft und etwas Zitronensaft.

Trockenobst klein schneiden, einige Stunden in 3 Tassen Wasser einweichen. Äpfel stifteln, mit Wasser, Zitronensaft und Dicksaft kurz dünsten, mit dem kleingeschnittenen, eingeweichten Trockenobst unter den Reis mischen, mit Dicksaft abschmecken, lauwarm anrichten.

8 b) GeMi Kräuterreis

2 Tassen Wasser mit 1–2 TL Sekowa-Gemüsebrühe erwärmen (enthält etwas Meersalz), die andere Hälfte Reis darin erwärmen. Reichlich frische Kräuter gehackt zufügen, z. B. 1–2 Bund Petersilie oder 1 Bund Basilikum oder Dill- und Fenchelkraut. Stehen nur Kräuter-Drogen zur Verfügung, müssen sie 10–15 Min. in der Brühe weichen; z. B. Basilikum, Thymian, Majoran, Ysop, Bergbohnenkraut. Auch Zwiebel, Curry, Paprika eignen sich für den Kräuterreis.

8 c) GeMi Gemüsereis

ca. 300 g Gemüse (Sellerie, Petersilienwurzel, Möhre, Lauch oder Zwiebel, Pastinake) in feine Stifte schneiden, in 1–2 Tassen Wasser kochen, würzen mit etwas Fenchel, Liebstöckel, Basilikum, Kräutersalz, Selleriesalz oder Sekowa; unter den Reis mischen, mit reichlich Petersilie anrichten.

REZEPTE FÜR GETREIDE-ALLERGIKER (= Ge)
für Milch-Allergiker (= Mi)

glutenfrei (bei Zöliakie, Sprue)
mit **Mais, Reis, Hirse, Buchweizen**

Die Zöliakie, beim Erwachsenen Sprue genannt, beruht darauf, daß Klebereiweiß in Getreide, auch Gluten genannt, nicht vertragen wird. Sie äußert sich in Durchfällen, schlechter Fettausnutzung und vermehrter Fettausscheidung. Man vermutet einen erheblichen Enzymdefekt. Daher ist eine glutenfreie Diät notwendig.

Gluten findet sich in *Weizen, Roggen, Gerste, Hafer.* Diese Getreide, also auch alle Waren, in denen sie enthalten sind, müssen gemieden werden: Brot, Backwaren, Teigwaren, Müslimischungen, Fertiggerichte mit Mehlzusatz, wie z. B. Pizza, ja sogar einige Wurstsorten, die Weizenmehl zum Binden enthalten.

Da Zöliakie meist angeboren ist, wird sie schon beim Säugling beobachtet, wenn er die ersten Getreideerzeugnisse bekommt: das vollgestillte Kind mit etwa 5–6 Monaten, das mit Getreideschleimzubereitung in der Flasche ernährte Kind schon in den ersten Lebenstagen. In den ersten drei Lebensmonaten ist die Zöliakie schwer zu diagnostizieren. Darum wird von Schulmedizinern empfohlen, alle Kinder bis zum 5. Monat glutenfrei zu ernähren. Die Krankheit tritt aber nur in einem Verhältnis von 1 : 1000 auf. Bei Verdacht auf Zöliakie (z. B. als Familienkrankheit) sollte der nicht gestillte Säugling auf jeden Fall Reis-, Mais- oder Hirseschleim erhalten.

Die Zöliakiediät hat die Getreide Mais, Reis, Hirse und den Buchweizen als Grundlage. Mais ist absolut frei von Gluten; Reis, Hirse und Buchweizen enthalten Gluten in Spuren, die zumeist von den Kranken vertragen werden. In der Vollwertkost auf Getreidebasis läßt sich eine solche Diät abwechslungsreich und schmackhaft gestalten. Im Handel erhält man außer dem vollen Korn vielerlei Produkte, teilweise auch aus biologisch-dynamischem oder kontrolliert biologischem Anbau: Mehl, Teigwaren, Flocken, auch Maisflocken ohne Zuckerzusatz (im Gegensatz zu den üblichen Cornflakes).

Ein Problem ist das Brot. Da werden fertige Backmischungen angeboten, die frei sind von Gluten. Sie enthalten dann nur Getreidestärke, ein Kohlenhydrat, sind damit aber ebensowenig vollwertig wie Weißmehl. Wir empfehlen daher, Brot aus den erlaubten Getreiden zu backen (s. Rezept).

Wie bei jeder Form von Allergie hat es sich auch hier bewährt, Rohkost/Frischkostkuren therapeutisch einzusetzen, sowie Trinkkuren (s. Getränke).

Frühstücksgerichte

9. Ge Mi Müsli mit Möhren und Knusperflocken

bei Getreideallergie nur mit Hirse-, Mais-, Reisflocken

60–80 g	Korinthen
1–2 EL	Zitronensaft und 2 EL Wasser
4 EL	Apfelsaft oder Sanddorn mit Honig
100 g	Möhren, Demeter, fein gerieben
100 g	Äpfel, aromatisch, grob geraffelt
ca. 50 g	Knusperflocken
40–50 g	Haselnüsse oder Mandeln, grob gemahlen

Gewürze: etwas Anis gem., Zitronenthymian, Honig, 1 Mssp. Salz

Korinthen mit etwas lauwarmem Wasser befeuchten. Äpfel im Zitronen-, Möhren im Apfelsaft wenden. Alles mischen, abschmecken. Die harten Flocken müssen evtl. etwas länger durchziehen. Gut kauen!

10. Ge Mi Müsli mit gedarrtem Buchweizen

150 g	gedarrter Buchweizen *
150 ccm	Wasser, lauwarm
12	Datteln
12	Aprikosen, Trockenobst
1–2	Zitronen (Saft)
2	Äpfel, aromatisch, mittelgroß
150 ccm	Kanne-Brottrunk
150 ccm	Apfelsaft, Demeter

etwas Honig nach Geschmack

Den knusprig gedarrten* Buchweizen über Nacht oder mindestens 1 Std. mit lauwarmem Wasser einweichen, im Wasserbad quellen lassen. Aprikosen und Datteln kleinschneiden, lauwarm einweichen mit Apfelsaft und Kanne Brottrunk. Äpfel mit zarter Schale fein schnitzeln, mit Zitronensaft mischen. Alles vermengen und mit Honig abschmecken, Feuchtigkeit mit Apfelsaft nach Geschmack regulieren.

* Darren s. S. 40

11. Ge Hirsebrei mit Datteln

300 ccm Wasser
300 ccm Milch
100 g Hirse, geschrotet
60 g Datteln
etwas Sahne oder Butter

Gewürze: Anis, Fenchel, Pr. Salz, evtl. Zitronenschale nat. oder 1 EL Apfeldicksaft

Flüssigkeit erhitzen, die Hirse einrühren und die geschnittenen Datteln (entsteint) 5–10 Min. mitkochen lassen. Den Brei vom Feuer nehmen, Sahne, Butter und die Gewürze zugeben. Empfindliche Menschen sollten die Milch, roh aber erwärmt, erst nach dem Kochen zufügen.

Suppen

12. Ge Hirse-Liebstöckelsuppe

25 g Hirse
400 ccm Gemüsebrühe, s. S. 47
200 ccm Milch
etwas Butter

Gewürze: frischer Liebstöckel und Kerbel, Muskatnuß, Salz

Die Flüssigkeit erhitzen, die gemahlene Hirse einrühren, 5 Min. kochen, danach etwas Butter zufügen, mit den Gewürzen abschmecken und 15–20 Min. nachquellen. Empfindliche Menschen sollten die Milch roh, aber erwärmt, erst nach dem Kochen zufügen.

13. Ge Apfel-Currysuppe

25 g	Reisschrot
300 ccm	Gemüsebrühe oder Wasser
200 ccm	Milch
1	Zwiebel
1	Apfel

etwas Butter

Gewürze: 1 TL Curry, Lorbeerblatt, Piment, Salz, Molkosan, Sirup

Die gehackte Zwiebel in Butter und etwas Wasser leicht andünsten, den geraspelten Apfel, Curry und ein Lorbeerblatt dazugeben. Danach den Schrot einrühren, mit der Gemüsebrühe und Milch auffüllen und 10 Min. kochen. Mit den Gewürzen leicht süßsäuerlich abschmecken und nachquellen. Empfindliche Menschen sollten die Milch roh, aber erwärmt, erst nach dem Kochen zufügen.

Hauptgerichte

14. Ge Mi Buchweizen als ganzes Korn

280 g	Buchweizen, Wasserverhältnis 1 : 2,2
20 g	Butter

Gewürze: Majoran oder Oregano, Ysop, Salz

Den Buchweizen in kochendes Wasser geben, bei kleiner Flamme 15 Min. kochen, Gewürze und Butter zufügen und nicht zu stark rühren.

15. Ge Buchweizen-Auflauf mit Spinat

240 g	Buchweizen, Wasserverhältnis 1 : 2,2–2,5
400 g	Spinat
150 g	Quark
ca. 50 g	Buchweizenmehl

Gewürze: Majoran, Kümmel, Muskatnuß, Salz

Den Buchweizen wie im Rezept „Buchweizen als ganzes Korn" kochen. Den Spinat mit wenig Wasser dünsten und anschließend etwas zerkleinern. Danach alle Zutaten vermischen und mit den Gewürzen abschmecken. Die Masse in eine gefettete Auflaufform geben und im Ofen bei 170° C ca. 30 Min. backen.

16. Ge **Buchweizenpfitzauf,** 6 Förmchen

160 g	Buchweizen
320 g	Wasser
500 g	gem. Gemüse (z. B. Möhren, Lauch, Sellerie *oder* Möhren, Pastinaken, etwas Zwiebel)
75 g	würziger Schnittkäse, gerieben

Gewürze: Lorbeerblatt, Salz, Kräutersalz, Majoran, Paprika, Muskat, Petersilie, evtl. Knoblauch, wenig scharfen Paprika, Sesam zum Ausstreuen der Form

Das Wasser mit dem Buchweizen und Lorbeerblatt aufkochen, 5–10 Min. kochen und 15 Min. nachquellen lassen. In dieser Zeit das Gemüse putzen, kleinschneiden und mit etwas Öl und Wasser dämpfen. Dann Buchweizen, Gemüse, Käse und übrige Gewürze mischen, pikant abschmecken. 6 irdene Förmchen (ca. 6 cm Ø) buttern und mit Sesam ausstreuen. Die Masse einfüllen und im Backofen bei 200° C ca. 40–50 Min. backen.

Die Förmchen herausholen, einige Min. abkühlen lassen und stürzen.

17. GeMi **Hirse, locker**

250 g	Hirse, Wasserverhältnis 1 : 5
20 g	Butter

Gewürze: Koriander, Ingwer oder Basilikum, Liebstöckel, Sellerie, Lorbeerblatt, Salz

Kochzeit: 10 Min.

Das Wasser kochen, Lorbeerblatt und etwas Salz dazugeben und die Hirse einrühren. Nach 10 Min. Kochzeit probieren, ob die Hirse weich, aber gerade noch körnig ist. Dann alles in ein Sieb gießen und heiß abspülen (Kochwasser für Suppen verwenden). Die Butter in einem Topf zerlassen, die Hirse zufügen, mit den Gewürzen und Salz abschmecken, 10 Min. nachquellen.

18. Ge **Tomaten mit Hirsefüllung**

12	Tomaten
80 g	Hirse, Wasserverhältnis 1 : 5 „lockerkochen“
150 g	Magerquark
1	Zwiebel, kleingehackt
80 g	würziger Schnittkäse, gerieben

Gewürze: Salbei, Thymian, Knoblauch, Petersilie (frisch), Salz

Die Hirse mit dem Wasser 10–15 Min. kochen, dann auf ein Sieb schütten und abtropfen. Von den Tomaten am Stielansatz eine Scheibe abschneiden und mit einem Teelöffel das Innere ausnehmen. Dieses mit der feingehackten Zwiebel vermischt als Soße in eine gefettete Auflaufform geben. Die gekochte Hirse mit dem Quark und dem geriebenen Käse vermengen, dann mit den Kräutern und Gewürzen abschmecken und in die Tomaten füllen. Die abgeschnittene Scheibe auflegen und die Tomaten in die Auflaufform setzen. Im vorgeheizten Ofen bei 170° C ca. 20 Min. backen, evtl. zum Schluß mit Käse bestreuen.

19. Ge **Hirseauflauf mit Möhren**

160 g	Hirse, Wasserverhältnis 1 : 2,5
300 g	Magerquark
ca. 50 g	Hirseflocken
400 g	Möhren
2 EL	Öl
40 g	Butter

Gewürze: Liebstöckel, Kerbel, Koriander, Salz

Die Hirse mit Wasser kochen, vor dem Nachquellen etwas Salz beigeben. Die gewaschenen Möhren in Scheiben schneiden, in Wasser dünsten und mit Koriander und Salz würzen. Anschließend die gekochte Hirse mit Quark, Öl und den Flocken vermischen, sowie mit Liebstöckel, Kerbel und Salz abschmecken. In eine gefettete Auflaufform eine Lage Hirse, dann die gedünsteten Möhren und als Abschluß wieder eine Lage Hirse einfüllen, mit Butterflöckchen belegen; im Ofen bei 170° C ca. ½ Std. backen.

20. Ge **Hirsebacklinge**

160 g	Hirse, Wasserverhältnis 1 : 2,5
150 g	Magerquark
50 g	Buchweizenmehl
100 g	Lauch, kleingeschnitten
100 g	Möhren, kleingeschnitten
2 EL	Öl
etwas Butter	

Gewürze: Lorbeerblatt, Piment, Koriander, Liebstöckel, Knoblauch und Salz

Die Hirse mit Wasser, Lorbeerblatt und Piment erhitzen und 5–10 Min. kochen, dann salzen und 30 Min. nachquellen. Den Lauch und die Möhren mit etwas Wasser andünsten, in dieser Zeit die Hirse abkühlen. Danach die übrigen Zutaten mit der Hirse vermengen.

Mit öligen Händen Backlinge formen, auf ein gefettetes Blech legen, bei 200° C 20 Min. backen, dann wenden und nochmals 10 Min. backen.

21. Ge **Hirseklöße**

160 g	Hirse
430 ccm	Wasser
170 g	Quark, nicht zu naß
5 EL	Öl oder Butter
40 g	Buchweizenmehl und ca. 20 g zum Binden des Kochwassers Salz

Zum Anrichten wahlweise Butter, gem. Nüsse, gerösteter Sesam oder gehackte, frische Kräuter.

Gewürze: für das Kochwasser der Hirse:
8 Wacholderbeeren, 1 kl. Lorbeerblatt,
½ TL Koriander gem., zuletzt Salz
für den Kloßteig:
je 1 TL Koriander, Ingwer, Liebstöckel, Sekowa-Gemüsebrühe (Pulver), Kräutersalz, evtl. ger. Zwiebel.

Die Hirse 10 Min. mit den Gewürzen im Wasser kochen, salzen, 40 Min. nachquellen, abkühlen und ausdampfen lassen.
Kochwasser für die Klöße aufsetzen, 1 geh. TL Buchweizenmehl einrühren und darin aufkochen.

Die Hirse mit Quark, Öl, Buchweizenmehl und Gewürzen verkneten, herzhaft abschmecken.

Mit gefetteten Handflächen einen Probekloß ins kochende Salzwasser geben, ziehen lassen – keinesfalls kochen – bis er hochkommt. Konsistenz und Geschmack prüfen. Bei zu lockerer Struktur 1 geh. TL Buchweizenmehl, bei zu fester 1 EL Quark unterkneten. Hühnereigroße Klöße formen, nacheinander ins siedende Wasser legen, so daß es dauernd kurz vor dem Kochen bleibt. Wenn sie oben schwimmen, mit dem Schaumlöffel herausnehmen, neben-, nicht übereinander anrichten.

Siehe auch *Maisgrieß-Klöße* in Barbara Hübners „Würzküche" Band II, Seite 80. Dabei Hafermehl durch Buchweizenmehl ersetzen.

22. GeMi Gemüseeintopf mit Mais

120 g	Maisgrieß
600 ccm	Gemüsebrühe
100 g	Lauch
100 g	Möhren
100 g	Sellerie
100 g	Weißkohl
1	Tasse Trockenobst, Äpfel, Zwetschgen, Birnen
2 EL	Öl
40 g	Butter, sofern erlaubt
Gewürze:	Selleriekraut, Petersilie, Liebstöckel, Knoblauch, Kümmel, Salz

Trockenobst einweichen, das Gemüse kleinschneiden, mit Öl und etwas Wasser andünsten. Mit der Gemüsebrühe auffüllen, aufkochen, den Mais einrühren und 15–20 Min. kochen. Mit dem eingeweichten Trockenobst und den Gewürzen nachquellen, mit Butter abrunden.

23. Ge Mi Maiskolben, Gemüse

4	Zuckermaiskolben
etwas Wasser zum Dünsten	
20 g	Butter
etwas Salz	

Blätter entfernen, in etwas Salzwasser ca. 30 Min. dünsten. Mit zerlassener Butter servieren.

Hierfür eignen sich nur unreif geerntete Kolben mit saftig-zarten Körnern.

24. Ge Maisschnitten

150 g	Maisgrieß
600 ccm	Wasser
100 g	würziger Schnittkäse, gerieben
20 g	Butter
2	Tomaten zum Verzieren

Gewürze: Thymian, Rosmarin, Paprika, Curry, Salz

Das Wasser erhitzen, den Maisgrieß mit dem Schneebesen einrühren, bei schwacher Hitze ca. 20 Min. quellen. Butter und Gewürze unterrühren und den Brei auf ein gefettetes Blech 1,5–2 cm dick auftragen. Bei 160° C im Ofen 20 Min. backen, dann den Käse darüber streuen und zerlaufen lassen.

Vor dem Servieren in Stücke schneiden und mit Tomaten verzieren.

25. Ge Mi Polenta mit Lauch

150 g	Maisgrieß
600 ccm	Wasser oder Gemüsebrühe
200 g	Lauch
1	Zwiebel
2 EL	Olivenöl

Gewürze: Oregano, Rosmarin, Knoblauch, Salz

Die gehackte Zwiebel und den kleingeschnittenen Lauch in Öl und etwas Wasser andünsten, den Maisgrieß und die erwärmte Flüssigkeit dazugeben, ca. 10 Min. kochen, 30 Min. nachquellen, würzen und mit dem Schneebesen locker und luftig schlagen, abschmecken.

26. GeMi Mais-Pfannküchlein

250 g	Maisgrieß, fein
500 ccm	Mineralwasser mit Kohlensäure
50 g	Buchweizenmehl
2 EL	Öl

Fett zum Braten (Butaris)

Gewürze: sehr viel frische Petersilie und Schnittlauch, Kräutersalz; oder getrocknete Kräuter: 1 TL Salbei, 2 TL Basilikum, 1 mittelgroße, feingeschnittene Zwiebel, Kräutersalz

Den Maisgrieß mit dem Mineralwasser mindestens 1 ½ Std. quellen lassen; Öl, Buchweizen und Gewürze zufügen, herzhaft abschmecken. In der Pfanne mit Butaris (Butterschmalz) kleine Pfannkuchen braten, zu einer Salatplatte oder zu Spinatgemüse reichen.

27. GeMi Reis, natur

240 g	Reis, natur, Wasserverhältnis 1 : 2–2,3
1	Zwiebel
2 EL	Öl

Gewürze: Basilikum, Curry, Salz

Kochzeit: ca. 1 Std.

Die Zwiebeln in Öl und etwas Wasser leicht dünsten, den Reis hinzugeben, mit dem restlichen heißen Wasser auffüllen. Wenn die Flüssigkeit fast aufgenommen ist, Gewürze und Salz dazugeben, 1 Std. nachquellen.

28. Ge **Reispfitzauf**

200 g	Reis, Wasserverhältnis 1 : 2–2,3
2	Stangen Lauch
2	Möhren (ca. 200 g)
75 g	ger. Hartkäse
2 EL	Öl

Gewürze: Thymian, Selleriekraut, Liebstöckel, Salz

Reis mit Wasser kochen und 1 Std. nachquellen. Den Lauch und die Möhren waschen und zerkleinern, mit Öl und Wasser andünsten. Den Reis in einer Schüssel kurz abkühlen, danach Gemüse und den geriebenen Käse untermengen. Mit den Gewürzen abschmecken, in 6 feuerfeste, gefettete Pfitzauf-Förmchen Ø 6 cm füllen und bei 180° C ca. 30 Min. im Ofen backen. Anschließend auf eine Platte stürzen und garnieren.

29. Ge **Reis mit Sauerkraut, Auflauf**

200 g	Reis, Wasserverhältnis 1 : 2
400 g	Sauerkraut
0,2 l	Sauer- oder Süßrahm

Gewürze: Kümmel, Paprika, Koriander, Salz

Reis mit Wasser kochen und 1 Std. nachquellen. Das Sauerkraut etwas zerkleinern und mit dem Sauerrahm unter den Reis mengen, danach die Gewürze hinzufügen und gut abschmecken. Die Masse in eine gefettete Auflaufform geben und bei 180° C ca. 30 Min. überbacken.

30. Ge Mi **Risotto mit Tomaten oder roter Paprika**

200 g	Reis, Wasserverhältnis 1 : 1,8
4	Tomaten oder rote Paprika
1	Zwiebel
3	EL Öl (evtl. Olivenöl)

etwas würzigen Schnittkäse (gerieben) zum Bestreuen (nur für Ge)

Gewürze: Basilikum, Oregano, Knoblauch oder Curry, Kräutersalz

Die gehackte Zwiebel in Öl und etwas Wasser andünsten, Reis und Flüssigkeit zugeben, leicht kochen, bis das Wasser fast aufgenommen ist. Dann die in Würfel geschnittenen Tomaten untermischen, den Knoblauch mit etwas Salz verreiben und mit den anderen Gewürzen zu dem Risotto hinzufügen, alles 1 Std. nachquellen. Reis in eine gefettete Ringform drücken, auf eine Platte stürzen, mit frischen Kräutern bestreut anrichten.

Saucen

Empfindliche Menschen sollten die erwärmte Milch erst nach dem Kochen unter ständigem Rühren zufügen.

31. Ge Käsesauce

300 ccm	Wasser
200 ccm	Milch
45–50 g	Reis- oder 35–40 g Hirseschrot
150 g	würziger Schnittkäse, gerieben

Gewürze: Muskatnuß, Zitronenschale, Paprika und Curry, Salz

Die Flüssigkeit erhitzen, den Schrot mit etwas Wasser anrühren und dazugeben. 10–15 Min. leicht kochen, 20–30 Min. nachquellen, vom Herd nehmen, den Käse unterrühren und mit den Gewürzen abschmecken.

32. Ge Meerrettichsauce

300 ccm	Wasser
200 ccm	Milch
35–40 g	Hirse- oder 45–50 g Reisschrot
ca. 20 g	Meerrettich (frisch) oder
ca. 40 g	Meerrettich (im Glas)
4 EL	Sahne

Gewürze: Muskatblüte, Piment, Salz

Wasser und Milch erhitzen, Hirse einrühren und 10 Min. bei schwacher Hitze kochen, 20 Min. nachquellen. Mit den Gewürzen und dem Meerrettich abschmecken und Sahne hinzufügen. Danach nicht mehr kochen. Meerrettichsauce schmeckt gut zu Hirseklößen.

33. Ge Vanillesauce

1/4 l	Wasser
1/4 l	Milch
35–40 g	Hirse, fein geschrotet (für heiße Saucen)
30 g	Hirse, fein geschrotet (für kalte Saucen)
2 EL	Sahne
1/2 TL	gem. Vanilleschote
3 EL	Dicksaft (von Äpfeln oder Birnen)

Gewürze: Zitronenschale, Nelkenpulver, Kardamom, Salz

Das Wasser und die Milch erhitzen und die Hirse einrühren, 10 Min. kochen, 20 Min. nachquellen. Danach die Sahne, Vanille und den Dicksaft zugeben und mit den Gewürzen abschmecken.

34. Ge Quarksauce mit Kräutern

250 g	Magerquark
100 ccm	Milch
2 EL	Leinöl
1/2	Zitrone

Gewürze: Liebstöckel, Selleriekraut, Petersilie, Zitronenthymian, Salz

Den Quark erst mit Leinöl, dann mit der Milch verrühren, mit den gehackten Kräutern, dem Zitronensaft und Salz abschmecken. Paßt zu Buchweizen ganz und Hirse.

35. Ge Fruchtsauce, kalt

250 ccm	Schweden- oder Dickmilch
250 ccm	Fruchtsaft (Sauerkirsche, Schwarze Johannisbeere oder Aprikosen)
1	Zitrone (Schale oder Saft)

Gewürze: gem. Vanilleschote, Zimt, Anis

Die Schwedenmilch und den Fruchtsaft mischen und mit den Gewürzen abschmecken. Auf Wunsch mit Obstdicksaft süßen. Paßt zu süßen Aufläufen.

36. Ge Rote Creme

1/2 l	Flüssigkeit von ausgekochten Rote Bete-Schalen oder 1/4 l Rote Bete-Saft und 1/4 l Wasser
40 g	Reisschrot, fein (Reiskörner in einer Haushaltsmühle geschrotet)
500 g	Quark
25 g	Datteln
1/2	Zitrone
0,1 l	Sahne

Gewürze: Anis, Koriander, etwas Zimt, Pr. Salz

Den Rote Bete-Saft erhitzen, den Reisschrot einrühren und mit den geschnittenen Datteln 10 Min. kochen. Nach dem Abkühlen den Quark, die abgeriebene Zitronenschale, den Saft und die Gewürze unterrühren, die Sahne schlagen und zum Schluß unterziehen.

37. Ge Hirse-Aprikosencreme

ca. 400 ccm	Wasser
1/2 Fl.	Apfel- oder Aprikosensaft
70 g	Hirse, gemahlen
50 g	Aprikosen getrocknet (ungeschwefelt)
20 g	Korinthen
0,1–0,2 l	Sahne

etwas Dicksaft (von Äpfeln oder Birnen) oder Sirup

Gewürze: Zimt, Nelke, Zitronenschale, Pr. Salz

Die Aprikosen über Nacht im Wasser (8–10 Stunden) einweichen, auf ein Sieb schütten, die Flüssigkeit in einem Topf auffangen und mit Apfel- oder Aprikosensaft auf 600 ccm auffüllen. Den Saft erhitzen, die Hirse einrühren, ca. 10 Min. kochen, 20 Min. nachquellen. Danach die kleingeschnittenen Aprikosen und die Korinthen zufügen, mit den Gewürzen abschmecken, erkalten lassen; dann die geschlagene Sahne unterheben und garnieren.

38. Ge Orangencreme

300 ccm	Wasser
200 ccm	Milch
60 g	Reisschrot
	(Reiskörner in einer Haushaltsmühle fein geschrotet)
2	kleine Orangen (Schale unbehandelt)
0,1 l	Sahne
2 EL	Dicksaft (von Äpfeln oder Birnen)

Gewürze: Orangenschale, Ingwer, gem. Vanilleschote, Pr. Salz

Die Flüssigkeit erhitzen, den Reisschrot einrühren, 10 Min. kochen, 20 Min. nachquellen, dann kalt stellen. In einer Schüssel von nur einer der Orangen die Schale abreiben und mit Dicksaft versetzen. Die Orangen in Stücke geschnitten (einen Rest zum Garnieren aufheben), mit dem erkalteten Reisbrei zugeben, mit den Gewürzen abschmecken, die Sahne steifschlagen, unterheben und mit einem Stück Orange garnieren.

Empfindliche Menschen sollten die Milch nicht erhitzen.

Abendgerichte

39. GeMi Reis-Obstsalat

250 g	gekochter Reis – roh ca. 80 g, gekocht lt. Tabelle S. 43
400 g	Obst: Äpfel, Orangen, Birnen, Beeren oder Kirschen
100 g	Quark *
0,1 l	Sahne, geschlagen *
1	Zitrone
1 EL	Honig oder Dicksaft

Gewürze: Ingwer, Zimt, Zitronenschale, Anis, Salz

Die Früchte kleinschneiden und unter den Reis mengen, den Quark, den Zitronensaft und den Honig mit den Gewürzen daruntermischen und 1 Std. ziehen lassen. Nochmals abschmecken, die geschlagene Sahne unterheben und mit den Früchten garnieren, abschmecken.

40. GeMi Hirse-Rote Bete-Salat

250 g	gekochte Hirse (= ca. 80 g ungekocht, Wasserverhältnis 1 : 5, s. Hirse locker)
300 g	gekochte Rote Bete
200 g	Äpfel
0,2 l	Buttermilch **
2 EL	Öl

Gewürze: Ingwer, Anis, Meerrettich, Salz

Die Hirse mit der geraffelten Rote Bete und den in Stücke geschnittenen Äpfeln vermischen. Buttermilch, Öl und Gewürze untermengen und abschmecken.

* Für Milchallergiker statt Quark und Sahne Mandelmus; Reis und Obst um 25 % mehr.

** Für Milchallergiker statt Buttermilch milchsauren Rote Betesaft „Demeter", oder Apfel- und Apfeldicksaft gemischt.

41. Ge Quark mit Trockenfrüchten

250 g	Quark
1–2 EL	Milch
1 EL	Leinöl
100 g	Trockenfrüchte (Feigen, Datteln, Aprikosen, Korinthen, Rosinen)

Den Quark mit dem Leinöl gut vermengen und etwas Milch dazurühren. Die Trockenfrüchte feinhacken und daruntermischen.

42. GeMi Nuß-Dattelpaste als Brotaufstrich oder Füllung für Mürbeteigplätzchen

150 g	feingemahlene Haselnüsse
200 g	Datteln (ohne Stein)
100 ccm	Wasser, warm
5 EL	Sanddornelixier

Gewürze: Ingwer, Salz

Die zerkleinerten Datteln und das Wasser erhitzen und zu einer Paste verrühren, dann mit den feingemahlenen Haselnüssen und dem Elixier vermischen und mit den Gewürzen abschmecken.

43. Ge Hirse-Quarkauflauf, süß

120 g	Hirse (Wasserverhältnis 1 : 5, s. „Hirse locker")
600 g	Magerquark
50 g	Feigen
50 g	Datteln
50 g	Korinthen
30 g	Aprikosen

Gewürze: Anis, Zimt, Zitronenschale, Pr. Salz

Die Hirse in kochendes Wasser schütten und ca. 10 Min. kochen; sie sollte noch leicht körnig sein. Dann auf ein Sieb schütten.

Inzwischen die Trockenfrüchte zerkleinern (wenn sie sehr hart sind, vorher etwas einweichen), mit dem Quark unter die Hirse mischen, mit den Gewürzen abschmecken, alles in eine gefettete Auflaufform füllen und im Ofen bei 180° C ca. 30 Min. backen.

44. Ge Reisauflauf, süß

160 g	Reis
320 g	Wasser
50 g	Korinthen (über Nacht einweichen)
50 g	getr. Aprikosen (über Nacht einweichen)
200 g	frische Apfelschnitze
100 g	Quark (mager)
100 g	süße Sahne

etwas Honig
grob gehackte Haselnüsse zum Bestreuen

Gewürze: Pimentkörner, Zitronenschale, Ingwer, Zimt, Nelke, Pr. Salz

Den Reis mit einigen Pimentkörnern im Wasser 20–30 Min. leicht kochen und ca. 1 Std. nachquellen. Die Äpfel vorbereiten, eingeweichte Aprikosen kleinschneiden. Apfelschnitze und Trockenfrüchte mit dem Einweichwasser unter den Reis mischen. Gewürze und wenn gewünscht Honig zufügen. Quark mit der Sahne verrühren und untermengen. Die Masse darf nicht zu trocken sein. Alles in eine gefettete Auflaufform füllen, mit den Nüssen bestreuen und bei 200° C 20–30 Min. backen.

Dazu paßt: Saftsoße wie Aprikosennektar mit 1–2 grob geraffelten Äpfeln.

45. Ge Hirseauflauf, süß

250 ml	Wasser
200 ml	Milch
160 g	Hirse
50 g	Korinthen (über Nacht einweichen)
50 g	Haselnüsse, grob gehackt
1–2 EL	Honig
ca. 1/4 l	Sahne-Milch-Gemisch
Gewürze:	Salz, 1/2 Stange Vanille

Die Flüssigkeit mit der Vanille aufkochen, die Hirse einrühren, 5–10 Min. kochen, dann 30 Min. nachquellen. Honig, Korinthen und Nüsse zufügen, in eine gefettete Auflaufform geben und mit dem Sahne-Milch-Gemisch übergießen, 15–30 Min. bei 200° C backen. Mit Kompott servieren.

Gebäck

46. GeMi Mürbeteig, Grundrezept

120 g	Reisschrot
60 g	Buchweizenschrot, fein
75 g	Butter
100–150 ml	kaltes Wasser
Pr. Salz	

Aus den Zutaten einen Mürbeteig herstellen, 1/2–1 Std. kühl stellen, dann eine gefettete Springform Ø 24–26 cm damit auslegen (ca. 2 cm Rand). Bei 200° C für 15–20 Min. backen.

47. Ge Hirsekuchen mit Quark

Teig: Mürbeteig bereiten, mit Rand in Springform legen und bei 200 ° C für 10 Min. vorbacken.

Füllung:

150 g	Hirse
190 ml	Milch
250 g	Magerquark
50 g	zerkleinerte Datteln
2–3	Äpfel, in Würfel geschnitten
50 g	Haselnüsse, grob gehackt
1 EL	Zuckerrübensirup

Gewürze: Zitronenschale, Pr. Salz, etwas Butter zum Verzieren

Die Hirse mit der Milch und 190 ml Wasser aufsetzen, 5–10 Min. kochen und 30 Min. nachquellen. Zu der ausgekühlten Hirse die übrigen Zutaten geben, gut durchmengen und auf den vorgebackenen Teig tun, mit einigen Butterflöckchen verzieren. Bei 225 ° C für 20–30 Min. backen.

48. Ge Mi Nußkekse

120 g	Reisschrot
60 g	Buchweizenschrot, fein
100 g	Haselnüsse, leicht angeröstet und fein gemahlen
75 g	Butter
4–5 EL	Wasser
2 EL	Honig

Gewürze: ½ TL Vanille, Pr. Salz

Aus den Zutaten einen Teig bereiten, zur Rolle formen und ½–1 Std. kühl stellen, dann Scheiben von 4 mm Dicke abschneiden, auf ein gefettetes Blech legen und bei 200 ° C für 10–15 Min. backen.

49. GeMi Braune Kekse

120 g	Reisschrot
60 g	Buchweizenschrot, fein
75 g	Butter
2 EL	Wasser
2 EL	Zuckerrübensirup

Gewürze: 1–2 TL Zimt, 1 Msp. Nelkenpulver, Pr. Salz

Aus den Zutaten einen Teig bereiten, zur Rolle formen und einige Stunden kühl stellen, Scheiben von 4 mm Dicke abschneiden, auf ein gefettetes Blech legen und bei 200° C ca. 10–15 Min. backen.

50. Ge Käsekekse

120 g	Reisschrot
60 g	Buchweizenschrot, fein
75 g	Butter
75 g	würziger Schnittkäse, fein gerieben
4–5 EL	Wasser

Gewürze: Paprika, Curry, Kümmel, Salz

Einen Teig aus den Zutaten bereiten, zur Rolle formen, mit einem feuchten Tuch bedecken und ½–1 Std. kühl stellen. Von der Rolle Scheiben abschneiden, auf ein gefettetes Backblech legen und bei 200° C 10–15 Min. backen.

51. GeMi Brot, glutenfrei

Vorteig:

1/2	Päckchen Hefe
150 ml	lauwarmes Wasser
100 g	Buchweizenmehl (mehlfein geschroteter Buchweizen)

Zutaten verrühren und an warmem Ort 1 Std. gehen lassen.

Hauptteig:

250 g	Maisgrieß (fein)
150 g	Hirse oder Reis (siehe unten), fein gemahlen
200 ml	Wasser

Gewürze: je 1 TL Salz, gem. Kümmel, Koriander, Fenchel und Anis

Die Zutaten zusammen mit dem Vorteig mischen und gut durchkneten, 1 Std. gehen lassen. Den Teig nochmals kneten, in eine gefettete Form geben, 10–15 Min. gehen lassen. Bei 200° C für 60–70 Min. backen.

Der Geschmack läßt sich verbessern, wenn man die Hirse vor dem Schroten darrt (bei 80° C für 1 Std. im Backofen). Ersetzt man Hirse durch Reis, so bleibt das Brot feuchter und etwas länger frisch, der Geschmack ist etwas fader. Der Zusatz von Johannisbrotkernmehl (5 g pro 100 g Mehl) verbessert ebenfalls die Feuchtigkeit.

REZEPTE FÜR MILCH-ALLERGIKER (= Mi und GeMi) ohne Milchprodukte

(bei Allergie gegen Milcheiweiß und Milchzucker)

Viele Allergiker müssen tierisches Eiweiß in jeder Form vermeiden, möchten sich aber trotzdem vollwertig ernähren. Sie sind unsicher, denn es fehlen Erfahrungen und Rezepte, um schmackhafte Gerichte zu bereiten.

Hier liegt nun eine Rezeptsammlung vor, die Anregungen geben will. Zur Grundlage hat sie das Getreide, denn es vermag durch seine Vollwertigkeit die tierischen Produkte zu ersetzen bei sachgemäßer Ergänzung mit pflanzlichen Erzeugnissen. Dabei ist eine wechselnde Auswahl der Getreide anzustreben, weil sich die einzelnen Arten in bezug auf ihre Eiweißstruktur ergänzen. Auch ist eine Kombination mit Gemüse günstig für die Aufwertung von Eiweiß.

In Früchten und Samen, auch Nüssen, ist zwar zum Teil mengenmäßig wenig Eiweiß enthalten, doch kann durch sie nach einer Angabe Rudolf Steiners der Eiweißstoffwechsel im Menschen angeregt werden.

Wie bei jeder Form von Allergie hat es sich auch hier bewährt, Rohkost/Frischkostkuren therapeutisch einzusetzen, sowie Trinkkuren (s. Getränke).

Bei Heuschnupfen erwies es sich als hilfreich, am besten schon einige Zeit vor der Hauptgefährdung völlig zu verzichten auf Nahrungsmittel, die Eiweiß aus dem Tierreich enthalten, also auf Fleisch, Fisch, Meeresfrüchte, Eier und auf alle Milchprodukte.

Die beigefügte Nährwerttabelle, die den größten Teil der Gerichte im Rezeptteil erfaßt, soll nur darüber informieren, daß bei Verzehr einer abwechslungsreichen Vollwertkost aufgrund derartiger Rezepte kein Eiweißmangel zu befürchten ist.

Frühstücksgerichte

Es empfiehlt sich, den Schrot mindestens eine, aber höchstens 10 Stunden mit einem kleinen Teil der Wassermenge einzuweichen. Anschließend erhitzt man die restliche Menge des Wassers und fügt den eingeweichten Schrot hinzu, kocht lt. Tabelle und läßt nachquellen.

52. Mi Weizenschrotbrei mit Nüssen

600 ccm	Wasser
100 g	Weizenschrot
60 g	Nüsse, gemahlen
Gewürze:	Zitronenschale, Piment, Pr. Zimt, Salz

Wasser erhitzen, kurz vor dem Kochen den eingeweichten Weizenschrot einrühren, mindestens 10 Min. leicht kochen, dann Nüsse beifügen, mit den Gewürzen abschmecken und nachquellen.

Nach Wunsch ein Fruchtelixier (Wala, Weleda) dazu reichen.

53. Mi Porridge

600 ccm	Wasser
120 g	Haferflocken
etwa Salz	
etwas Butter	

Haferflocken mit kaltem Wasser aufsetzen und zum Kochen bringen. 5–10 Min. langsam kochen, danach mit Butter und Salz abschmecken, nach Wunsch süßen.

54. Mi Weizenschrotbrei mit Kräutern

700 ccm	Wasser
120 g	Weizenschrot
2 EL	Öl
Kräuter:	Melisse, Pfefferminze, Zitronenthymian, Anis, Salz

Den eingeweichten Weizenschrot in Wasser einrühren, ca. 10 Min. kochen lassen und vom Feuer nehmen. Danach das Öl zufügen, die klein gehackten frischen Kräuter unterrühren, mit Salz abschmecken und nachquellen.

55. Mi Müsli mit Haferflocken

Die Mengen sind auf den individuellen Bedarf abzustimmen.

120 g	feine Haferflocken
400 g	Wasser
4	aromatische Äpfel mittlerer Größe
4–8 TL	ungesüßter Sanddorn
25 g	Haselnüsse, gemahlen
40 g	Mandelmus

Honig nach Geschmack

Flocken in warmem Wasser einweichen und im Wasserbad nachquellen lassen. Mandelmus mit der Gabel darin verrühren. Äpfel gerieben oder geschnitzelt hinzugeben, mit den übrigen Zutaten vermengen. Zum Schluß die Sahne unterziehen.

56. Mi Müsli mit Haferflocken und Leinsamentee

40 g	Haferflocken fein }
60 ccm	kaltes Wasser }
1 EL	Leinsamen }
150–200 ccm	kaltes Wasser }
15–20 g	Rosinen, Datteln oder Feigen
100 g	Obst der Jahreszeit
1	geh. TL Mandelmus

etwas Honig, Ahornsirup, Dicksaft (Apfel oder Birne), Malzextrakt oder Succanatzucker zum Süßen.

Gewürze: etwas Ingwer, Zimt, Anis, Fenchel, Vanille,
1 Pr. Salz, etwas Zitronensaft

Flocken 10 Std. in Wasser einweichen. Leinsamen 2–10 Std. im Wasser einweichen, 8–10 Min. sachte kochen, noch heiß abseihen, etwas abkühlen, mit den Flocken mischen, Rosinen oder kleingeschnittene Datteln darin quellen lassen. Obst zerkleinern, alles mischen, süß abschmecken.

57. Mi Müsli mit Thermo-Grütze oder -Schrot aus Weizen oder Gerste

100 g	Thermo-Grütze oder Thermo-Schrot
250 ccm	Wasser
1	Apfel, grob geraffelt
1	Apfelsine oder anderes Obst der Jahreszeit
30 g	gem. Haselnüsse oder 20 g Mandel- bzw. Haselnußmus

Gewürze: je nach Obstart etwas Zimt, Ingwer oder Anis, Pr. Salz, nach Bedarf etwas Honig

Die Thermogrütze über Nacht einweichen, evtl. vorher schroten. Am Morgen im Wasserbad ½ bis 1½ Std. quellen lassen, mit den anderen Zutaten vermischen und mit den Gewürzen abschmecken.

Suppen

58. Mi Hafer-Bohnenkrautsuppe

30 g	Haferflocken
700 ccm	Gemüsebrühe
2 EL	Öl oder Butter, wenn erlaubt

Gewürze: Bohnenkraut (frisch oder getrocknet), Liebstöckel, Salz

Die Haferflocken in Öl leicht rösten, Flüssigkeit zugeben und 10 Min. kochen. Bohnenkraut und Liebstöckel feingehackt daruntermischen und mit Salz abschmecken.

59. Mi Gersten-Lauchsuppe

30 g	Gerstenschrot, fein oder Thermomehl
600 ccm	Gemüsebrühe
200 g	Lauch
2 EL	Öl
½	Zitrone (Saft verwenden)

Gewürze: Muskatblüte, Liebstöckel, Salz, frischer Schnittlauch.

Den Schrot mit etwas Wasser mindestens 1 Std. einweichen. Den Lauch fein schneiden, mit Öl und etwas Wasser andünsten. Dann den Schrot einrühren, mit der Brühe auffüllen und ca. 15 Min. leicht kochen. Mit den Gewürzen abschmecken, mit Schnittlauch bestreuen und nachquellen.

60. Mi Dinkelsuppe mit Sellerie

40–50 g	Dinkelschrot, fein
200 ccm	Wasser zum Einweichen
100 g	Sellerie
500 ccm	Gemüsebrühe
1 EL	Öl oder Butter, wenn erlaubt

Gewürze: Selleriesalz, Koriander, Sellerieкraut, evtl. Muskat, Kräutersalz

Den Schrot mit 200 ccm Wasser ca. 3 Std. einweichen. Den geschälten Sellerie in kleine Würfel schneiden und in Öl mit wenig Wasser andünsten, bis er fast weich ist. Den Dinkelschrot zugeben, verrühren, mit der Flüssigkeit auffüllen und 15 Min. bei schwacher Hitze kochen. ½ bis 1 Std. nachquellen. Mit den Gewürzen abschmecken und mit Butter abrunden.

Saucen

61. Mi Tomatensauce

350 g	Tomaten
300 g	Wasser
1	Zwiebel
20 g	Grünkern- oder Weizenfeinschrot
3 EL	Olivenöl

Gewürze: Lorbeerblatt, Knoblauch, Basilikum, Oreganum, evtl. Sekowa Gemüsebrühe, Kräutersalz.

Die gehackte Zwiebel in Öl und Wasser andünsten, die in Würfel geschnittenen Tomaten zugeben und mitdünsten. Den Grünkernschrot einrühren, Wasser und ein Lorbeerblatt zufügen und 10 Min. kochen. Mit den Gewürzen abschmecken.

62. GeMi Buchweizenauflauf, herzhaft

160 g	Buchweizen, Wasserverhältnis 1 : 2, s. Tabelle S. 43
500 g	gemischtes Gemüse (Möhren, Sellerie, Lauch, Pastinake, Zwiebel) oder 500 g Spinat mit etwas Kochwasser
50 g	Nüsse gemahlen
etwas Öl	

Gewürze: Knoblauch, Salz, Paprika, Petersilie, ein Lorbeerblatt

Buchweizen mit Lorbeerblatt 5–10 Min. kochen, 30 Min. nachquellen. Das Gemüse putzen, kleinschneiden, mit etwas Öl und Wasser andünsten, Gewürze und Nüsse zugeben. Mit Buchweizen vermengen, in eine Auflaufform geben und bei 200° C für 20–30 Min. backen.

63. Mi Gerste als ganzes Korn

200 g	Gerste (Nacktgerste), Wasserverhältnis 1 : 2,5, s. Tabelle S. 43

Gewürze: Thymian, Salbei, Piment, Salz

Die Gerste im kalten Kochwasser 5–10 Std. einweichen. Dann kochen, bis das Korn aufbricht, nachquellen. Mit den Gewürzen abschmecken.

64. Mi Gerstengrütze mit Thymian

200 g	Gerstengrütze von gedarrter Gerste oder Thermo-Gerstengrütze, Wasserverhältnis 1 : 2, s. Tabelle S. 43
2 EL	Öl

Gewürze: Thymian, Knoblauch, Salz

Vom Gerstenschrot das Mehl absieben, die Grütze in Öl leicht erwärmen. Das warme Wasser zugeben, bei schwacher Hitze kochen, bis die Flüssigkeit fast aufgenommen ist. Knoblauch mit Salz zerdrücken und mit den Gewürzen dem Schrot zugeben, alles ca. 1 Std. nachquellen.

65. Mi Dinkelbacklinge

200 g	Dinkelschrot mittelfein
400 ccm	Wasser
50 g	Haselnüsse, grob gemahlen
50–60 g	Buchweizen, gedarrt oder 30 g Buchweizenmehl
2 EL	Öl
2 EL	Butaris und etwas zum Formen

Gewürze: je 2 TL Majoran, Thymian, Basilikum, Rosmarin, Kräutersalz, evtl. feingeschnittener Schnittlauch

Den Dinkel lt. Tabelle garen, die Gewürze vor dem Nachquellen zugeben. Den ausgequollenen, dicken Dinkelbrei abkühlen und gut ausdampfen lassen, mit den übrigen Zutaten vermischen, möglichst ½ Std. ruhen lassen. – Durch die gedarrten Buchweizenkörner erhalten die Backlinge eine lockere Struktur, mehr als durch Buchweizenmehl. – Mit gefetteten Handflächen (Butaris) 12 kleine Backlinge formen, backen bei 250–200°, 20–30 Min., wenden und noch weitere 15 Min. backen.

66. Mi Gerstenflockenschnitten

200 g	Gerstenflocken
450 ccm	Mineralwasser
2 EL	Öl
80 g	Nüsse, gemahlen

Gewürze: Koriander, Piment, Muskat, Salz

Die Flocken im Mineralwasser 1 Std. quellen. Öl behutsam darüber breiten. Dann die Nüsse untermengen, mit den Gewürzen abschmecken und die Masse auf ein mit Butter gefettetes Blech 1 ½ bis 2 cm dick auftragen. Bei 180 °C ca. 30 Min. im Ofen backen (Feuchtigkeit muß entweichen können). Sobald die Masse schnittfest ist (im Ofen prüfen), in Quadrate oder Dreiecke schneiden und auf einer Platte anrichten.

Die Schnitten lassen sich auch mit 200 g Möhren, Sellerie oder Pastinaken herstellen. Das Gemüse wird angedünstet und gleichzeitig mit den Nüssen zugegeben.

67. Mi Grünkern als ganzes Korn

200 g Grünkern, Wasserverhältnis 1 : 2,3, s. Tabelle S. 43

Gewürze: Basilikum, Estragon, Salz

Der Grünkern kann 2–3 Std. im kalten Kochwasser eingeweicht werden. Danach ca. 1 Std. langsam kochen, dann die Gewürze und das Salz zufügen, ½ Std. nachquellen.

68. Mi Grünkern mit Sesam und Mandeln

200 g Grünkern, Wasserverhältnis 1 : 2,3, s. Tabelle S. 43
3 EL Sesam
2 EL grob gehackte Mandeln

Gewürze: Salz, Paprika, Basilikum, eine Zwiebel

Den Grünkern ohne Wasser unter Rühren leicht erwärmen, bis er duftet. Das Wasser zugeben, aufkochen und bei kleiner Flamme ½–¾ Std. kochen lassen. Gewürze zugeben und ½ Std. nachquellen. Vor dem Servieren Sesam und Mandeln darüberstreuen.

69. Mi Hafer als ganzes Korn

240 g Hafer, Wasserverhältnis 1 : 1,8–2, s. Tabelle S. 43

Gewürze: Bohnenkraut, Koriander, Fenchel oder Thymian, Ysop, Salz

Den Hafer im kalten Kochwasser 3–5 Std. einweichen, danach 1½ Std. kochen, dann erst Gewürze und Salz zufügen, nachquellen.

70. Mi Hafer gedarrt

250 g Hafer, gedarrt (siehe Darren S. 40), Wasserverhältnis 1 : 1,8, s. Tabelle S. 43
1 Zwiebel
2 EL Öl

Gewürze: Bohnenkraut, Salz

Die Zwiebel in Öl und Wasser andünsten, dann den Hafer mit dem Wasser zufügen und ca. 2 Std. bei kleiner Flamme kochen, mit den Gewürzen abschmecken und nachquellen.

71. Mi Haferplinsen mit Wirsing

200 g	Haferflocken (fein)
250 ccm	Mineralwasser
4 EL	Öl
100 g	Wirsing
50 g	Haselnüsse, gemahlen

Gewürze: Muskatnuß, Kümmel, Kerbel, gem. Senf, Salz

Die Haferflocken mit Mineralwasser bedeckt 1 Std. stehen lassen. Öl behutsam darüber verteilen. Inzwischen den Wirsing feinschneiden, mit etwas Öl und Wasser andünsten und trocken zu den Haferflocken geben, mit den gemahlenen Nüssen und Gewürzen vermischen und abschmecken. Nicht zu viel rühren.

Auf ein gefettetes Blech mit einem Eßlöffel Häufchen setzen und im Ofen bei 180° C ca. 30 Min. backen.

72. Mi Hafer-Auflauf

200 g	Hafer, Wasserverhältnis 1 : 1,8–2, s. Tabelle S. 43
250 g	Sellerie
200 g	Äpfel
2 EL	Öl

Gewürze: Oregano, Yspo, Selleriesalz, Salz

Hafer garen. Den Sellerie in feine Streifen schneiden, in etwas Öl und Wasser mit Zitronensaft dünsten. Die Äpfel grob raffeln oder in Stücke schneiden und mit dem gekochten Hafer und dem Sellerie vermischen. Danach mit den Gewürzen abschmecken und in einer gefetteten Auflaufform im Ofen 20 Min. bei 170° C backen.

73. Mi Haferflockenschnitten

200 g	Haferflocken
450 ccm	Mineralwasser
2 EL	Öl
80 g	Nüsse, gemahlen

Gewürze: Kümmel, Paprika, Muskat, Salz

Die Flocken im Mineralwasser 1 Std. quellen. Öl behutsam darüber verteilen. Dann die Nüsse untermengen, mit den Gewürzen abschmecken und die Masse auf ein mit Butter gefettetes Blech 1 ½ bis 2 cm dick auftragen. Bei 180 ° C ca. 30 Min. im Ofen backen (Feuchtigkeit muß entweichen können). Sobald die Masse schnittfest ist (im Ofen prüfen), in Quadrate oder Dreiecke schneiden und auf einer Platte anrichten.

Die Schnitten lassen sich auch mit 200 g Möhren, Sellerie oder Pastinaken herstellen. Das Gemüse wird angedünstet und gleichzeitig mit den Nüssen zugegeben.

74. GeMi Polenta nera

170 g	Maisgrieß
50 g	Buchweizen

eine Zwiebel
etwas Öl

Gewürze: Salz, Knoblauch

Buchweizen etwas in der Pfanne anrösten, schroten und mit dem Maisgrieß in 1 l kochendes Salzwasser geben. 45 Min. kochen lassen, dabei häufig mit dem Schneebesen luftig schlagen. Zwiebelringe dünsten, Gewürze zu der Polenta geben, die Zwiebel vor dem Servieren auf der Speise verteilen.

75. Mi Roggen als ganzes Korn

200 g	Roggen, Wasserverhältnis 1 : 2,5–3, s. Tabelle S. 43
Gewürze:	Kümmel, Rosmarin, Thymian, Lorbeer, Piment, Salz
Kochzeit:	2 1/2– oder 1 1/2 Std. kochen und 3 Std. nachquellen.

Roggen im kalten Kochwasser 6–10 Std. einweichen, danach kochen. Wenn das Korn aufbricht, Gewürze und Salz zufügen, anschließend nachquellen.

76. Mi Weizen als ganzes Korn

200 g	Weizen, Wasserverhältnis 1 : 2,5, s. Tabelle S. 43
Gewürze:	Koriander, Rosmarin, Majoran, Thymian, Salz

Weizen im kalten Kochwasser 5–10 Std. einweichen, danach kochen. Wenn das Korn aufbricht, Gewürze und Salz zufügen, nachquellen.

77. Mi Weizengrütze mit Nüssen

160 g	Weizengrütze oder Thermoweizengrütze, grob, Wasserverhältnis 1 : 2, s. Tabelle S. 43
100 g	Haselnüsse, gemahlen
2 EL	Öl
Gewürze:	Koriander, Anis, Salz

Von der Weizengrütze das Mehl absieben, die Grütze in Öl leicht erwärmen. Das warme Wasser dazugeben, bei schwacher Hitze ca. 15 Min. kochen, bis die Flüssigkeit fast aufgenommen ist. Dann die Gewürze zufügen und die Nüsse (einen Rest zum Ausstreuen der Form zurücklassen) unterheben, 1 Std. nachquellen. Zum Schluß eine Puddingform fetten, mit den restlichen gemahlenen Nüssen ausstreuen, die Grütze hineingeben, leicht eindrücken und stürzen.

78. Mi Weizenflockenklöße

500 ccm	Wasser
180 g	Weizenflocken
ca. 40 g	Buchweizenmehl oder Dinkelfeinschrot
2 EL	Öl

Gewürze: Salbei, Piment, Salz

Das Wasser erhitzen, mit den Weizenflocken aufkochen und 30 Min. nachquellen. In einer Schüssel abkühlen lassen, dann mit den übrigen Zutaten vermengen, abschmecken. Mit öligen Händen Klöße formen und in leicht gesalzenem Wasser ziehen lassen (ohne Deckel), bis sie nach oben kommen, nicht kochen.

79. Mi Weizenflockenbacklinge

Aus der gleichen Masse wie Weizenflockenklöße lassen sich die Backlinge herstellen. Dazu werden unter die Kloßmasse gemischt:

100 g	feingeriebene Möhre, etwas Basilikum oder
100 g	feingeschnittener Lauch, etwas gem. Kümmel und Senf

Mit öligen Händen Backlinge formen und bei 200° C 20–30 Min. backen.

Mit Dinkelfeinschrot anstelle von Buchweizenmehl werden die Klöße und Backlinge etwas lockerer.

80. Mi Zucchini-Auflauf mit Vollkornbrot

Gut auch mit anderem Gemüse wie Möhren/Sellerie – Sellerie/Topinambur/Apfel – Lauch/Pastinake – Wirsing – Grünkohl.

300 g	*Vollkornbrot,* hart getrocknet, gerieben
90 ccm	Gemüsebrühe (Wasser mit 4 TL Sekowa)
100 g	Butter oder Butaris, ersatzweise 10 EL Öl
80 g	*Mandeln* abgezogen, unter Rühren in der Pfanne geröstet, grob gehackt

Dillsoße (ersatzweise Petersiliensoße)

50 g	Feinschrot von Grünkern, Dinkel oder Weizen
400 ccm	Gemüsebrühe (Wasser mit Sekowa)

Gewürze: 2 TL Sekowa, 6 TL Dillspitzen, ½ TL Estragon, 1–1 ½ TL Kräutersalz, 1 TL Butter oder Öl

Gemüse

600 g	Zucchini
2–3	Tomaten mittelgroß zum Belegen
2–3	Zwiebeln, mittelgroß
2 EL	Öl mit 8 EL Wasser

Gewürze: 2 TL Dillspitzen, ½ TL Estragon, ½ TL Rosmarin, 4 TL gehackte frische Petersilie auch -stiele, 2–3 TL Kräutersalz.

Das *Brot* in der elektrischen Nußmühle mahlen, mit Brühe befeuchten, so daß es noch krümelig bleibt, durchziehen lassen, in der zerlassenen Butter wenden und mit der Hälfte der gemahlenen Mandeln mischen.

Dillsauce bereiten: Schrot leicht trocken anrösten, mit Brühe auffüllen, 10 Min. köcheln, würzen, ½ Std. nachquellen, kräftig abschmecken.

Zucchini und Zwiebeln in Würfel schneiden, im Öl und Wasser fast gar dünsten, würzen, knapp die Hälfte der Mandeln darunter mischen, abschmecken.

In eine gefettete Auflaufform schichten: unten Sauce, darauf abwechselnd Gemüse und Brösel – obenauf die restlichen Mandeln. Tomatenscheiben gegen Ende der Backzeit darauflegen. In den kalten Backofen schieben, backen ab 200°, 30–40 Min. mit Deckel. Anrichten mit saftigem Blatt- oder Tomatensalat.

81. Mi Gersten-Allerlei, Getreidesalat

250 g	gekochte Gerste (= 80–100 g ungekocht)
600 g	milchsaures Allerlei (gemischtes Gemüse)
1	kl. Zwiebel
3 EL	Öl

Gewürze: Estragon, Liebstöckel, Paprika, Petersilie, Salz

Die Zwiebel feinhacken, mit der gekochten Gerste und dem Allerlei vermischen, das Öl hinzugeben und mit den Gewürzen abschmecken, mindestens ½ Std. durchziehen lassen, zum Anrichten und Garnieren.

82. Mi Getreide-Obst-Auflauf

60–80 g	getrocknete Aprikosen
80–100 g	Datteln, süße Birnenschnitz oder Feigen
400 g	Äpfel (z. B. Boskop)
2–3 EL	Malzextrakt oder 1–2 EL Honig
400 g	gekochtes Getreide oder Grütze roh ca. 150 g Dinkel, 170 g Haferkerne (Donath), 110 g Gerste bzw. Grütze oder Thermo-Grütze wahlweise
3 EL	Öl
100 g	Haselnüsse, grob gemahlen
50–100 g	Brösel von Vollkornzwieback

evtl. Aprikosennektar oder verdünnter Apfeldicksaft

ca. 30 g	Öl, falls erlaubt Butter, zum Bestreichen

Gewürze: 1 Zitrone (Saft und Schale), je 1 TL Anis, Fenchel, Vanille, ½ TL Koriander, Ingwer, Zimt, 1 Pr. Nelke, Salz

Aprikosen und Datteln kleinschneiden, in wenig lauwarmem Wasser einweichen. Äpfel schälen, in Stückchen schneiden, in leicht verdünntem Zitronensaft wenden, mit Gewürzen und Malzextrakt mind. ½ Std. durchziehen lassen. 3 EL Öl unter das Getreide mengen, danach alle anderen Zutaten; die Feuchtigkeit durch Obstsaft, Nüsse und Brösel regulieren, gut würzen. In eine gefettete Auflaufform füllen, mit Butter oder Öl bestreichen und bei 220–175° C 40 Min. mit Deckel und weitere 10 Min. ohne Deckel backen.

Dazu paßt Apfel- oder Aprikosensaft, verlängert mit Apfelschalentee.

83. Mi **Mürbeteig, süß**

für Obstkuchen, -törtchen, Aufläufe

Man braucht für Teiggitter zusätzlich ¼, für Teigdecke ⅓ der Zutaten

für Form 24– 26 cm

200 g	Weizenfeinschrot, evtl. ⅓ Hirseschrot
100 g	Sonnenblumenöl
7 EL	Mineralwasser
1 ½ EL	Zuckerrübensirup oder Sucanat
Gewürze:	je ½ TL Anis, Fenchel, Koriander, Zitronenschale, evtl. etwas Zimt, Vanille, ¼ TL Salz

Schrot und Gewürze mischen, Öl und Sirup mit dem Mineralwasser unterkneten, so daß ein recht weicher, geschmeidiger Teig entsteht, abschmecken, 3–8 Std. kaltstellen, erst dann läßt er sich ausrollen. Für Kuchen kann man bei Zeitmangel schon den weichen Teig mit nasser Hand in die Form drücken. Für nassen Belag Teig 15 Min. bei 200° C vorbacken, Plätzchen 15–20 Min. bei 200–180° C backen.

84. Mi Apfel-Chalotte

Mürbeteig süß, s. Rezept s. S. 86

Füllung:

70 g	getr. Aprikosen
600 g	Äpfel, mürbe, süß-sauer
1–3 EL	Honig oder Malzextrakt
180 g	Datteln, klein geschnitten
100 g	Haselnüsse, grob gehackt
ca. 3 EL	Brösel von Vollkornzwieback

etwas Öl zum Bestreichen

Gewürze: je 1 1/2 TL Anis und Vanille, je 1 TL Fenchel und Ingwer, 3/4 TL Koriander, 1/2 TL Zimt, Saft einer Zitrone

Aprikosen kleinschneiden, einige Stunden lauwarm befeuchten, Äpfel schälen und kleinschneiden, in leicht verdünntem Zitronensaft wenden, mit Gewürzen, Honig, Datteln und Aprikosen vermischt mind. 1/2 Std. durchziehen lassen, Nüsse zufügen, abschmecken.

2/3 des Mürbeteigs etwa 1 cm dick kreisrund ausrollen, Boden und Rand einer Springform damit auslegen. Boden mit Bröseln bestreuen zum Aufsaugen des Saftes. Die Füllung ohne Saft darauf verteilen, den Teigrand rundum über die Füllung schlagen. Aus dem übrigen Teig einen passenden Deckel ausrollen, darauflegen, am Rand festdrücken, bestreichen, 3 x einstechen. Bei 200–175° C ohne Deckel bei geringer Oberhitze bis der Auflauf goldbraun und knusprig ist, ca. 45 Min. backen.

Dazu paßt Apfel- oder Aprikosennektar vermischt mit Apfelschalentee.

85. Mi Apfelstrudel

150 g	Weizen, fein
6–8 EL	Wasser, lauwarm
2 EL	Öl

Pr. Salz

Den Schrot in einem feinen Sieb absieben, die zurückbleibende Kleie in die Füllung mischen.

Mit den Zutaten einen Teig kneten. Er sollte so weich wie möglich sein, ohne jedoch zu kleben, und muß dann in einer leicht angewärmten Schüssel 1 Std. ruhen.

Füllung:

500 g	Äpfel
80 g	Haselnüsse oder Mandeln, gemahlen
60 g	Rosinen
½	Zitrone (abgeriebene Schale und Saft verwenden)
3 EL	Honig
100 g	Butter oder Öl zum Bestreichen

Gewürze: Zimt, Anis, Fenchel, Koriander, Vanille

Die Zutaten zur Füllung vermischen. Den fertigen Teig auf einem Tuch hauchdünn auswellen, mit Butter bestreichen, mit Bröseln bestreuen und die Apfelfüllung darauf ausbreiten. Teigränder rechts und links umschlagen, Teig von vorne mit Hilfe des Tuches aufrollen und die Rolle auf das Blech legen. Mit Butter oder Öl bestreichen und bei 180° C im Ofen 30 Min. backen.

86. Mi Flachbrot

100 g	Haferflocken
100 g	Weizenschrot (fein)
50 g	Buchweizenmehl
50 g	Leinsamen oder Sesam
3 EL	Öl
400 ccm	Mineralwasser

Gewürze: Kümmel, Anis, Koriander und Salz

Alle Zutaten trocken mit den Gewürzen mischen, dann das Öl und Mineralwasser daruntermengen und ca. 1 Std. quellen lassen. Inzwischen ein Blech einfetten und den Ofen auf 180° C vorheizen. Den Teig ca. ½ cm dick auf ein Blech auftragen, mit einer Gabel verzieren, Stücke markieren. 30–40 Min. im Ofen backen, sofort schneiden.

87. Mi Hirsemischbrot (mit Sekowa-Backferment)

1. Abends Vorteig ansetzen

250 g Weizen- oder Dinkelfeinschrot
250 g Wasser 40° C
1 geh. EL Grundansatz (10–15 g)
1 schwach geh. TL Granulat (3 g)

Zutaten verrühren, mit feuchtem Tuch und Deckel bedeckt bei 20–23° C 12 Std. gehen lassen.

2. Morgens zum Vorteig hinzufügen:

420 g Hirsefeinschrot oder Gerstenfeinschrot
oder 320 g Hirse- und 100 g Weizenfeinschrot
mind. 550 ccm Wasser 37° C (bei Gerste mehr)
330 ccm Weizen oder Dinkelfeinschrot
10–20 g Salz, in Wasser auflösen
evtl. etwas Sirup oder Honig
200 g Haselnüsse oder Mandeln
evtl. 130 g Rosinen

Gewürze: je 1 TL Fenchel, Anis, Koriander, 1/4 TL Kümmel

Der Teig kann so weich sein wie ein Rührkuchen, mit feuchtem Tuch und Deckel bedeckt bei 30–32° C für 30–40 Min. gehen lassen.

3. In gefettete Kastenform oder gewässerten Römertopf füllen, obenauf einritzen, 1 Std. gehen lassen, mit Wasserschälchen im Backofen 1 Std. bei 250–220° C backen, evtl. ohne Form noch 10 Min. überkrusten lassen.

Nährwertangaben für Rezepte ohne Milchprodukte
pro Person (1/4 der Rezeptangaben)

Rezept	Eiweiß	Fett	Kohlen-hydrate	Energie	
	g	g	g	kcal	kJ
Weizenschrotbrei mit Nüssen	3,7	10,2	16,3	151	631
Porridge mit Butter	4,2	3,5	19,9	130	541,7
Weizenschrotbrei mit Kräutern	5,6	5,1	20,8	149	621
Thermo-Weizenschrotmüsli	4,5	5,4	35,7	207	864,4
Hafer-Bohnenkraut-Suppe	1,1	5,0	5,0	70	292
Gemüseeintopf mit Mais	4,3	5,6	30,5	194	812,9
Gersten-Lauch-Suppe	1,8	4,8	10,0	85	354
Apfel-Curry-Suppe	0,8	4,8	10,9	90	374,9
Weizen	5,8	1,0	34,7	181	756,6
Weizengrütze mit Nüssen	6,5	20,5	30,9	342	1428,3
Reis, natur	4,7	5,7	47,8	262	1093,7
Risotto mit Tomaten	4,8	7,9	43,8	263	1099,3
Gerste, ganzes Korn	4,5	0,7	38,0	173	723,1
Gerstengrütze mit Thymian	4,5	5,2	38,3	213	890,3
Gerstenflockenschnitten	8,0	17,6	79,3	350	1461,5
Hirse, locker	11,4	2,5	82,3	225	940,5
Roggen, ganzes Korn	5,8	0,8	34,5	180	750,3
Hafer, ganzes Korn	8,4	4,2	40,2	232	970,6
Hafer, gedarrt	9,0	8,9	43,2	282	1199,7
Haferplinsen mit Wirsing	9,2	20,0	36,8	366	1531,9
Haferauflauf	8,2	4,2	44,9	295	1232,1
Haferflockenschnitten	9,6	20,0	36,7	366	1531,6
Dinkelbacklinge	7,5	10,9	32,3	279	1168,3
Grünkern mit Sesam und Mandel	8,7	8,1	36,3	272	1138,8
Buchweizenauflauf	7,9	3,3	34,3	198	827,0
Polenta nera	4,9	2,7	46,8	235	980,5
Maiskolben	5,3	3,8	33,2	164	684,5
Polenta mit Lauch	6,2	5,7	32,0	204	852,7
Grünkern, ganzes Korn	6,0	1,5	33,6	183	764,9
Buchweizen, ganzes Korn	6,8	5,3	50,7	291	1214,5
Gersten-Allerlei	4,3	7,4	29,6	199	833,7
Getreide-Obst-Auflauf	10,0	30,7	99,2	688	2876,6
Weizenflockenklöße	5,7	5,6	40,5	247	1033,1
Weizenflockenbacklinge	6,0	7,9	42,8	277	1157,4
Zucchini-Auflauf	15,9	42,0	87,1	779	3254,5
Tomatensauce	1,5	4,8	7,6	77	323,9
Apfelstrudel pro Stück (1/12)	2,3	7,5	24,0	172	714,8
Flachbrot pro 100 g	5,9	14,6	38,0	208	868,6
Mürbeteig, süß pro Stück	2,2	8,7	12,8	139	582,7
Apfel-Chalotte m. Teig pro Stück	4,3	15,8	36,9	316	1322,7
Hirsebrot, süß pro Scheibe à 40 g	3,6	7,4	20,9	133	555,2

Bemerkungen:
Die Angaben beziehen sich auf eine Portion, wenn nicht anders vermerkt.

etwas Butter = 5 g, 1 EL Sahne = 13 g, 1 EL Buttermilch = 16 g, etwas Sahne = 10 g, 1 EL Sesam = 10 g, 1 EL Mandeln = 10 g, 1 Maiskolben = 150 g, 1 EL Öl = 9 g, 1 Apfel = 150 g, 1 Apfelsine = 200 g, 1 Zwiebel = 60 g, Saft einer halben Zitrone = 20 g. 1 Kcal = 4,18 KJ

REGISTER

Ge = für Getreideallergiker
Mi = für Milchallergiker

LITERATUR

1) Carl C. Pfeiffer, Nährstofftherapie bei Geisteskrankheiten, Heidelberg 1986

2) Rudolf Steiner / Ita Wegman, Grundlegendes für eine Erweiterung der Heilkunst nach geisteswissenschaftlichen Erkenntnissen, Dornach 1953, GA 27

3) Rudolf Steiner, Vorträge anläßlich der Medizinischen Woche, Stuttgart, Vortrag 27. 10. 1922, GA 324

4) Klaus Dunke, Immunologische Fremdwahrnehmung und Verdauung, „Die Drei", Stuttgart, Juni 1987

5) Udo Renzenbrink, Diät bei Krebs, Was tun zur Vorsorge?, Bad Liebenzell 1982

6) Rudolf Steiner, Die Welt der Sinne und die Welt des Geistes, Hannover, Vortrag 1. 1. 1912, GA 134

7) s. unter 3)

8) Herta Hafer, Die heimliche Droge – Nahrungsphosphat, Heidelberg 1986

9) Phosphatliga und Arbeitskreis zur Förderung der Selbsthilfe phosphatempfindlicher Menschen e. V., Dagmar Tantz, Roegenfeld 13 b, 2000 Hamburg 67

10) Alfred Welsch, Krankenernährung, Stuttgart 1986

11) Barbara Paterson, Allergisch – was tun? Stuttgart 1986

12) A. F. Coca, Der Pulstest, Freiburg 1985

13) s. unter 6)

Weitere Literatur:

Aus Barbara Hübners Feiner Würzküche Band I und II Stuttgart 1983/85

Petra Kühne, Säuglingsernährung, Bad Liebenzell 1986

Annelies Schöneck, Milchsäuregärung zuhause, Verlag G. E. Harsch, Karlsruhe

Udo Renzenbrink, Die sieben Getreide, Dornach 1981

Udo Renzenbrink, Ernährungskunde aus anthroposophischer Erkenntnis, Dornach 1981

Der

ARBEITSKREIS FÜR ERNÄHRUNGSFORSCHUNG

wurde 1970 durch Dr. med. Udo Renzenbrink als gemeinnütziger Verein gegründet. Aus kleinen Anfängen heraus wuchsen die Aufgaben, so daß durch die Hilfe zahlreicher Freunde und Interessenten eine Ausbildungsstätte mit entsprechend ausgestatteten Räumen errichtet und Ostern 1977 bezogen werden konnte: das „Haus der Ernährung" in Bad Liebenzell-Unterlengenhardt (Nord-Schwarzwald).

Der Verein sieht seine Aufgabe darin, eine Ernährungsforschung und Diätetik zu fördern, die den ganzen Menschen erfaßt. Hierfür finden sich im Welt- und Menschenbild der Anthroposophie Rudolf Steiners vielfältige Anregungen. Sie sollen erläutert und in die Lebenspraxis übergeführt werden – bis zur Erarbeitung von Rezepten – durch Kochkurse, Demonstrationsessen, Vorträge, Diätberatung, Qualitätsforschung im eigenen Labor sowie durch das Schrifttum und die Vierteljahreszeitschrift „Ernährungsrundbrief" des Arbeitskreises.

Die Mittel für seine freie, unabhängige Arbeit erhält der Verein überwiegend durch Beiträge, Spenden, Darlehen und Nachlässe.

Weitere Informationen:

Arbeitskreis für Ernährungsforschung, Zwerweg 19,
7263 Bad Liebenzell-Unterlengenhardt
Telefon (07052) 3061

SCHRIFTENREIHE
des Arbeitskreises für Ernährungsforschung e. V.
7263 Bad Liebenzell-Unterlengenhardt

Rezeptheft, Die Zubereitung von Getreide

Rezepte für gesundheitsfördernde, schmackhafte Gerichte aus Vollkorngetreide, ohne großen Aufwand herzustellen, für alle Mahlzeiten und aus allen Getreidearten; in der Versuchsküche des Arbeitskreises entwickelt, langjährig bewährt, für die Umstellung und für Anfänger geeignet. Übersichtlich angeordnet.

Ada Pokorny
Die Verarbeitung des Getreides zu Brot und Gebäck

Grundsätzliches über Brotbereitung aus Vollkorn im Haushalt, Teiglockerungsmittel und das von Hugo Erbe entwickelte Backferment, ein seit Jahren bewährtes Triebmittel auf Honig-Salz-Basis; ergänzt durch entsprechende Grundrezepte und ausführliche Hinweise, auch auf mögliche Fehlerquellen.

Udo Renzenbrink
Diät bei Krebs – Was tun zur Vorsorge?

Aus dem Menschenbild der Anthroposophie wird die Entstehung von Krebs in den verschiedenen Funktionsbereichen des menschlichen Organismus entwickelt, sowie, nach goetheanistischer Methode, die Wirksamkeit einer entsprechenden Ernährungstherapie dargestellt.

Almar von Wistinghausen
Ernährung und Landwirtschaft

Knapp und allgemeinverständlich erläutert ein altbewährter Fachmann die Grundzüge der von Rudolf Steiner 1924 begründeten biologisch-dynamischen Landwirtschaft, den Qualitätsbegriff „Demeter" und beschreibt aus dieser Sicht auch die Getreidearten.

Petra Kühne
Säuglingsernährung

Erkenntnisse der Anthroposophie über die Entwicklung des Kindes führen zu einer entsprechenden Vollwertkost, die eine Ernährungswissenschaftlerin und Mutter erarbeitete und hier vorstellt mit vielen praktischen Hinweisen und sorgfältig formulierten Rezepten. Für die gesamte Lebenszeit des Kindes kann eine gesunde Grundlage gebildet werden!

Udo Renzenbrink
Diät bei Krebs – Was tun zur Vorsorge?

Aus dem Menschenbild der Anthroposophie wird die Entstehung von Krebs in den verschiedenen Funktionsbereichen des menschlichen Organismus entwickelt sowie, nach goetheanistischer Methode, die Wirksamkeit bestimmter Nahrungs- und Heilpflanzen und schließlich eine entsprechende Diät.

GESUNDHEIT

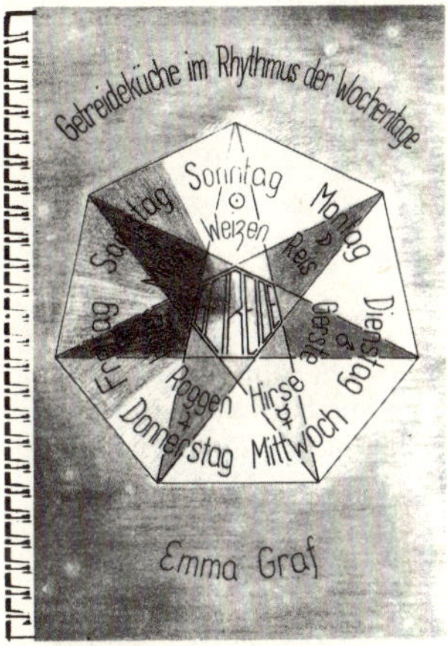

Emma Graf
Getreideküche im Rhythmus der Wochentage
DM 19.80

Die Hilfe für den Ernährungsbewußten
Das Ernährungsbuch, das Antwort gibt auf die Fragen:

Welches Getreide paßt zu *welchem Wochentag?*

Wie kann unsere Ernährung in Einklang kommen
mit dem Planetenrhythmus

Wie läßt sich die Getreideküche
ideen- und abwechslungsreich gestalten?

Wo finde ich schnell
eine Anregung für die Getreidezubereitung?

In der «Getreideküche im Rhythmus der Wochentage» bietet Emma Graf eine Fülle von schmackhaften Anregungen für eine Ernährung, die im Einklang steht mit dem Rhythmus der Woche und mit dem Planetenrhythmus, welcher der Woche zugrundeliegt. Die Rezepte für die einzelnen Tage sind leicht zu finden, denn zu jedem Tag gehört eine bestimmte Farbe, welcher im Buch farbige Seiten entsprechen.

GESUNDHEIT

Ekkehart Schweppenhäuser
Multiple Sklerose
DM 18.—

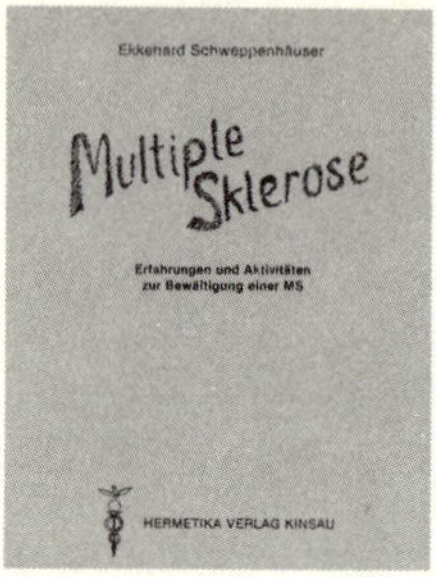

Multiple Sklerose ist eine häufig auftretende Nervenkrankheit, für die es noch kein Heilmittel gibt. Das vorliegende Buch schildert die Suche eines MS-Kranken, der in keiner noch so schlimmen Lebenssituation aufgegeben hat, und so schließlich einen Weg aus der Krankheit fand.

Die goetheanistische Naturanschauung und insbesondere das anthroposophische Menschenbild Rudolf Steiners wurden vom Verfasser auf seinem langen schweren Weg der Auseinandersetzung mit der Krankheit nicht nur theoretisch sondern auch unmittelbar praktisch ernst genommen. Darum kann er dem Leser nicht nur etwas von dem Trost, dem Heilsamen und der Erkenntnis vermitteln, die er auf diesem Wege gefunden hat, sondern er vermag auch, dem von der Krankheit Betroffenen praktische Ratschläge zur Bewältigung zahlreicher von der Krankheit verursachter Lebenssituationen zu geben.

Das Buch stellt daher für Gesunde wie Kranke eine wertvolle Lebenshilfe dar. Denn: «Wenn man in der angedeuteten Art geistig-seelisch an sich arbeitet, hilft man *sich und der Umwelt*. Auch die Mitmenschen können dann fast immer viel lernen durch das *Vorbild*, das der Kranke ihnen ist. Aber nicht weniger sind die dadurch möglichen Erkenntnisse für die Welt ein Gewinn.» (Ekkehart Schweppenhäuser)

Stimmen von Ärzten: «Ihr Krankenbericht ist nüchtern, praktisch und zugleich impulsierend...» «Mögen Ihre Erfahrungen vielen an MS erkrankten Menschen Anregung und Hilfe vermitteln zur Besserung ihres Leidens und gleichzeitig Ansporn zu dessen Bewältigung.» «Ihr Bericht hat mir einen so tiefen Eindruck gemacht, wie kaum je eine Krankenschilderung...Dabei habe ich eine ähnliche Beobachtung gemacht wie Sie: Das Hilfreichste ist eine Ordnung des Lebens, des äußeren und des inneren.

Inhalt: *Erinnerung an die Zeit vor meiner Erkrankung — Der Ausbruch der Krankheit — Der 2. Schub — Der 3. Schub — Das «Wunder» — Der 4. Schub: Gehirnkrämpfe — Diagramm meines Krankheitsverlaufs — Rückblick 1986 — Anhang: Einzelbeobachtungen und Ratschläge — Wichtige Ergänzungen — Stimmen von Ärzten*

HERMETIKA

Arthur Maximilian Miller
Das Büchlein vom reinen Leben

Eine Meditation und ein Gebet.
DM 17.—

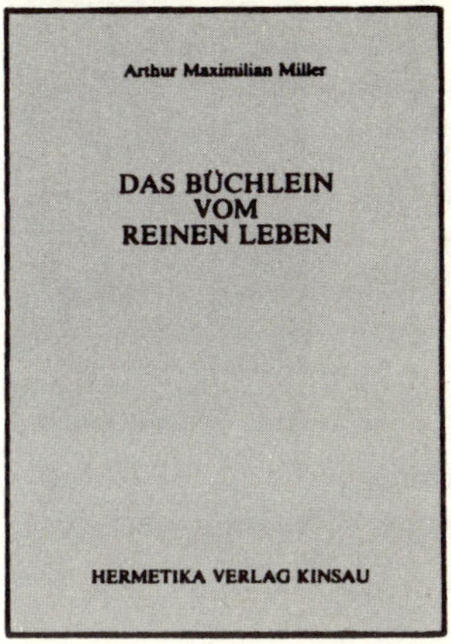

Soviel wird heute über unsere bedrohte Umwelt und die Rettung der Natur gesprochen. Diese Rettung hängt aber von der Besinnung des Menschen auf seine Herkunft und Lebensaufgabe ab. Erst muß im Innern der Seele die Reinheit wieder hergestellt sein, ehe auch unsere bedrohte und vergiftete Umwelt wieder rein werden kann. Daher benötigt der moderne Mensch wie nichts anderes eine Anleitung für einen inneren Seelenweg, der ihn wieder zum wirklichen, *reinen* Leben führen kann.

Das «Büchlein vom reinen Leben» ist eine solche Hilfe. In ihm dient die Kunst der Dichtung zur Darstellung eines christlich-esoterischen Seelenweges. So ist das Büchlein eine geistige Antwort auf Zeitfragen, die ihre Lösung weder in der Politik noch in der Wissenschaft finden, sondern einzig in einer Reinigung der Seelenkräfte. Ein stilles, meditatives Buch. Ein Heilmittel in den Nöten unserer Zeit.

Inhalt: Was ist das reine Leben?/Das reine Leben ist im Anfang, alsdann geht es verloren/Der Tod ist der Lohn/Das Wesen der Unreinheit ist die Vermischung/Die Reinheit der Natur vergeht mit der Reinheit des Menschen/Wie wird der Weg bezeichnet?/In sich eintreten/In sich selber wohnen/In den Dingen wohnen/In der Reinheit wohnen/Die Scheidung vollbringen/Einer ist.../Ein Begreifen/Das Stufengebet